ÉTUDE SUR LA PÉRIODE TERMINALE

DE LA

PARALYSIE GÉNÉRALE

ET SUR

La mort des Paralytiques Généraux

PAR

Le Dr Camille FAUCHER

DE LA FACULTÉ DE MÉDECINE DE PARIS

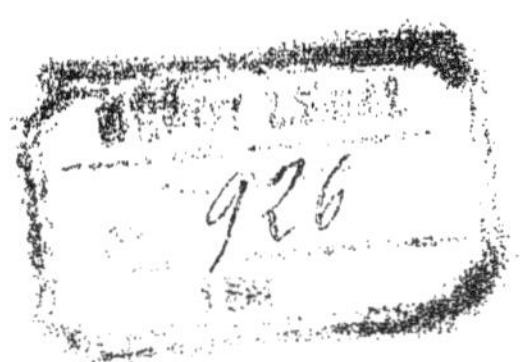

PARIS

Librairie Médicale & Scientifique

Jules ROUSSET

1, rue Casimir-Delavigne et 12, rue Monsieur-le-Prince

—

1908

ÉTUDE SUR LA PÉRIODE TERMINALE

DE LA

PARALYSIE GÉNÉRALE

ET SUR

La mort des Paralytiques Généraux

ÉTUDE SUR LA PÉRIODE TERMINALE

DE LA

PARALYSIE GÉNÉRALE

ET SUR

La mort des Paralytiques Généraux

PAR

Le Dr Camille FAUCHER

DE LA FACULTÉ DE MÉDECINE DE PARIS

———

PARIS

Librairie Médicale & Scientifique

Jules ROUSSET

1, rue Casimir-Delavigne et 12, rue Monsieur-le-Prince

1908

A MON PÈRE ET A MA MÈRE

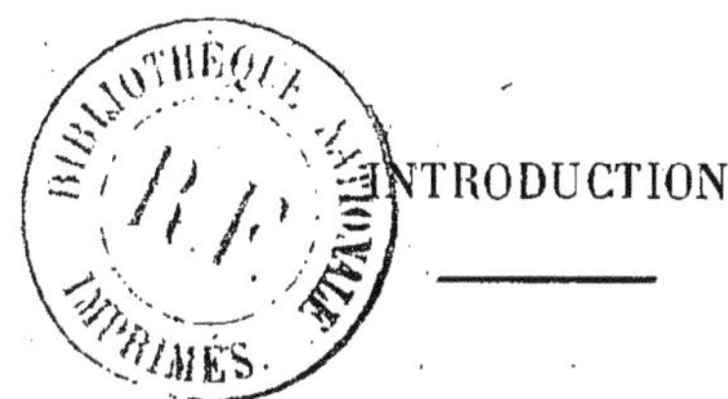

INTRODUCTION

Les auteurs classiques tracent du paralytique général arrivé à la période ultime de la maladie, un tableau des plus sombres.

Parvenu au dernier degré de la déchéance intellectuelle, complètement impotent, confiné au lit, réduit à l'état de « tube digestif », il s'éteint dans le marasme après avoir présenté différents troubles trophiques parmi lesquels il faut citer surtout des escharres multiples. Telle est, disent-ils, la fin habituelle du paralytique général à moins que quelque affection intercurrente (pneumonie, cardiopathie, troubles gastro-intestinaux, etc.), un accident (asphyxie par bol alimentaire), ou une complication (ictus), n'ait mis fin prématurément à la maladie.

Cette opinion est admise par la presque unanimité des auteurs français ou étrangers, et jusqu'à ces dernières années, nul ne la contestait tant elle semblait irréfutable.

En 1897, à la Société médico-psychologique et dans un article des Archives de neurologie (1), notre maître le docteur Arnaud s'est élevé contre cette manière de voir trop exclusive. D'après ses observations personnelles prises depuis de longues années le docteur Arnaud, en effet, estime que beaucoup de paralyti-

---

(1) F. L. Arnaud. Sur la période terminale de la paralysie générale. *Archives de Neurologie*, 1897, n° 18.

Foucher   1.

ques généraux, la moitié au moins, *meurent debout*,
c'est-à-dire sans avoir présenté l'impotence classique ;
que les escharres décrites comme se produisant chez
tous les paralytiques généraux, n'existent que rare-
ment chez les malades attentivement soignés ; enfin, que la terminaison naturelle de la maladie n'est
pas le marasme, mais l'ictus apoplectiforme ou épileptiforme.

En 1900, au congrès de Paris et dans la thèse de son
élève Bonnat, M. Arnaud revient sur ce même sujet ;
en 1903, enfin, au congrès de Bruxelles, il fait une
nouvelle communication basée sur de nouvelles observations.

Pendant nos trois années d'internat, à la maison
de santé de Vanves, il nous a été donné de voir évoluer et mourir un assez grand nombre de paralytiques généraux. La dernière période et la terminaison
de la maladie se montrèrent presque toujours conformes aux observations déjà faites par M. Arnaud. Aussi
sur les conseils de notre maître, avons-nous entrepris
ce travail, basé sur des observations recueillies, pendant une période de huit années environ. Nous expo-
serons donc en premier lieu, l'état actuel de la question ; après avoir discuté certains points, nous mon-
trerons par nos statistiques et nos observations ce qu'il
y a d'exagéré dans l'opinion classique et développe-
rons enfin nos conclusions.

Mais auparavant, nous tenons à remercier tous
ceux qui contribuèrent à notre enseignement médi-
cal. Nous remercions en premier lieu, nos maîtres
de l'Ecole de Limoges.

M. le docteur Chénieux, ancien directeur de l'Ecole,
professeur de clinique chirurgicale.

M. le docteur J. Lemaistre, professeur d'anatomie.

M. le docteur Thouvenet, professeur de clinique médicale.

M. le docteur Delotte, à la mémoire duquel nous adressons un souvenir ému de reconnaissance.

M. le docteur Donnet, qui se montra toujours professeur bienveillant et ami dévoué ;

MM. les docteurs Cubertafond et Bourguignon, qui nous rendirent attrayantes et instructives les heures passées à l'hôpital.

A Paris, une année chez le Professeur Debove, à Beaujon, quelques mois chez le docteur Brocq, à Broca, un stage obstétrical sous la direction des Professeurs Bar et Brindeau, à Saint-Antoine, nous ont fait profiter de savantes leçons. Nous remercions nos maîtres de nous les avoir prodiguées.

A la maison de santé de Vanves, le docteur Arnaud fut pour nous un maître bienveillant et précieux dont les conseils éclairés nous guidèrent dans l'étude de la médecine mentale. Avec notre reconnaissance, nous le prions d'agréer l'hommage de ce travail qu'il nous a inspiré.

M. le docteur Vignaud, médecin-adjoint, compatriote aimable, ne nous a ménagé, ni son amitié, ni ses conseils. Il a droit à toute notre reconnaissance et nous sommes très heureux de la lui témoigner ici.

Nous remercions enfin M. le Professeur Raymond de la bienveillance qu'il nous a plusieurs fois témoignée, et de l'honneur qu'il nous fait en acceptant la présidence de notre thèse.

OPINION DES AUTEURS

En 1822, dans sa thèse, Bayle, décrivait avec force
détails, le marasme et la cachexie comme terminaison
habituelle de la paralysie générale.

Depuis lors, cette opinion est restée classique ;
elle a été admise, défendue et enseignée par la majorité des auteurs, soit français, soit étrangers. En effet,
si nous parcourons les différents ouvrages ayant trait
à la paralysie générale, nous voyons toujours sa dernière période décrite de la même façon.

Bayle. en 1826, (1), en traçait le tableau suivant :
« Au deuxième degré de la troisième période, les malades ne peuvent plus *se soutenir d'eux-mêmes*...

Il vient un moment où les membres sont tout à fait
incapables de maintenir le tronc, quoiqu'ils conservent
d'ailleurs encore des mouvements volontaires (page
509).

Quand la maladie est arrivée au troisième degré
de la troisième période « ils ne peuvent ni marcher,
ni se soutenir sur leurs jambes, ni même se soutenir

---

(1) **A. L. J. Bayle**. *Traité des maladies du cerveau et de ses membranes*. Paris, Gabon et Cie 1826.

assis et attachés (page 513). A la page 530, il indique comme habituelles « l'infiltration des jambes et les escharres gangréneuses et profondes ».

Calmeil (1), faisait les mêmes constatations et écrivait : « Presque toujours à la troisième période, les extrémités inférieures sont devenues tellement faibles, que le paralytique ne peut *plus se tenir debout* :.. ... Un temps viendra même où étant assis, l'aliéné ne pourra plus se soulever, ni étendre les jambes. Sa peau se dénude et des escharres profondes se forment sur les points du corps les plus saillants... Il est rare que la mort survienne uniquement par suite des altérations qui existent dans le cerveau. A peu près constamment les organes thoraciques ou abdominaux s'affectent » (p. 77-79).

Pinel (2), est du même avis : « Le troisième degré de la paralysie générale, est marqué par l'aggravation de tous les symptômes, par un commencement de marasme, et par la formation des escharres gangréneuses ; la sensibilité et l'intelligence sont presque abolies, il survient de la contraction dans les membres, des convulsions partielles, des complications vers les organes thoraciques ou abdominaux ; les malades succombent *dans le marasme le plus complet* » (page 394).

A la troisième période de la paralysie générale,

---

(1) CALMEIL. *De la paralysie considérée chez les aliénés*, Paris, J.-B. Baillière, 1826.

(2) PINEL. *Pathologie cérébrale*. Rouvier. Paris, 1844.

dit Baillarger (1), « les malades succombent en général dans le marasme, quelquefois asphyxiés par l'accumulation des aliments dans le pharynx, tout le corps est couvert d'escharres ».

Traitant le même sujet, Hubert-Rodrigues (2), écrit : « Lorsque les malades se soutiennent jusqu'à ce degré (le troisième degré), ils offrent un état déplorable. Non seulement les jambes ne peuvent plus supporter le corps, mais étendues dans le lit, elles se meuvent à peine ; si on lève les malades, il faut les placer dans un fauteuil et les soutenir par des courroies pour qu'ils ne glissent pas jusqu'à terre... les extrémités s'infiltrent, s'œdématient, se couvrent d'ulcérations de mauvaise nature ; des escharres profondes se forment sur les points les plus saillants, la peau du sacrum, des coudes, des talons, des trochanters, prend une couleur violette, tombe en gangrène, ainsi que les parties sous-jacentes... De vastes foyers purulents se découvrent dans le dos, aux lombes, aux bourses ; la gangrène du poumon a été vue plusieurs fois... (p. 174 à 180). Enfin, la mort vient mettre un terme à cette scène de désolation ».

Lunier (3), est moins effrayant, mais tout aussi catégorique : « Dans la seconde période de la paralysie

---

(1) Leçon de Baillarger *in Gazette des hôpitaux*, 9 et 16 juillet 1846.

(2) HUBERT-RODRIGUES, *Traité de la paralysie générale chronique*. Anvers, Imp. Buschman, 1847.

(3) LUNIER. Recherches sur la paralysie générale. *Annales méd. psych.*, 1849.

générale, les fonctions digestives s'exécutent en
général fort bien... Ce n'est que plus tard que sur-
viennent la maigreur, le marasme, les taches gangréneuses et enfin la mort ».

En 1855, dans un article des Annales médico-psychologiques, Bayle (1), reprenait sa première idée : « La
parole qui était lente et difficile devient tremblante
et souvent inintelligible. La démarche d'abord mal as-
surée, devient de plus en plus chancelante, vacillante,
tremblante, et enfin *impossible* ».

L'opinion de Calmeil (2), n'a pas varié en 1859.
« D'abord les paralytiques, dit-il, cessent de se tenir
en équilibre sur leurs jambes, puis ils cessent de gar-
der leur équilibre, même quand ils sont assis ; lorsque la mort n'arrive qu'au dernier terme de l'épuise-
ment, les talons, les hanches, le siège, se couvrent
presque nécessairement d'escharres gangréneuses ou
de vastes foyers de suppuration (I, p. 285) ».

C'est aussi l'avis de Quatrefages (3) : « L'amaigrissement devient extrême, il se forme des escharres
sur les points du corps les plus saillants. Le dos, les
lombes, le sacrum, sont le siège de plaies de mauvaise
nature. Enfin la peau devient terreuse, le pouls petit,

---

(1) Bayle. De la cause organique de l'aliénation mentale accompagnée de Paralysie générale. *Ann. méd. psych.* Juillet, 1855.

(2) Calmeil. *Traité des maladies inflammatoires du cerveau.* J.-B.
Baillière et fils, Paris, 1859.

(3) Quatrefages. De la *Paralysie générale des aliénés.* Montpellier,
1861.

les parties déclives s'infiltrent, et le malade meurt dans le *marasme* ».

Dans son Traité de la paralysie générale des aliénés, Voisin (1), se range à cette opinion : « Celles-ci (les escharres), qui sont sous la dépendance d'un trouble général de la nutrition et de l'innervation, apparaissent aux diverses régions du corps et ce ne sont pas seulement les parties comprimées qui en sont le siège... A moins que les escharres ne guérissent, la mort survient au bout d'un certain temps, par suite de *marasme* ».

Lasègue (2), enseignait dans ses leçons la même doctrine : « Avec la démence confirmée se sont de plus en plus étendus les troubles paralytiques. La vitalité de la peau est diminuée, aux points de contact se développent des escharres profondes, et ces malades succombent dans un état de cachexie, de *marasme*, auquel à bon droit, on a donné le nom de marasme paralytique ».

Pour Bra (3), les malades « le plus souvent s'éteignent lentement dans le marasme et l'adynamie ».

Foville (4), dans son article du Dictionnaire de Jaccoud, s'exprime de la manière suivante : « Lorsque

---

(1) Voisin. *Traité de paralysie générale des aliénés.* Paris, Baillière, 1879.

(2) Lasègue. *Leçons sur la paralysie générale*, rédigées par le Dr Motet, *in Etudes médicales*.

(3) Bra. *Manuel des maladies mentales.* Paris, Delahaye, 1883.

(4) Foville. *In Dictionnaire de Jaccoud*, Art. paralysie générale.

les malades sont arrivés à la période terminale, les mains ne peuvent rien faire, les jambes ne peuvent supporter le corps ; le malade partage son temps entre le lit et un fauteuil où il a peine à se soutenir... ; *misérables grabataires*, les aliénés paralytiques à leur déclin, végètent dans leur lit, ne pouvant ni marcher ni se tenir debout, ni rien faire d'utile de leurs mains... , alors, mais alors seulement, leur déchéance irrémédiable justifie le terme de paralysie générale ».

Ball (1), Cullerre (2), Dagonet (3), font eux aussi du marasme et de la cachexie, la fin habituelle du paralytique général.

Pour Régis (4), « les malades en arrivent à ne plus quitter leur lit, à devenir grabataires, et bientôt sous l'influence de l'altération du système nerveux, ils présentent des troubles trophiques et de dégénérescence divers, tels que : amaigrissement cachectique, ... tendance aux fractures et aux luxations..., abcès, ... escharres du sacrum, des fesses, du talon... La mort a lieu soit par les progrès mêmes de la *déchéance physique* (marasme ou cachexie paralytique), soit par le fait d'une complication, soit enfin à la suite d'attaques congestives » (p. 440).

---

(1) Ball. *Leçons sur les maladies mentales*, 2ᵉ édition. Paris, Asselin et Houzeau, 1890.

(2) Cullerre. *Traité pratique des maladies mentales*. Baillière, 1890.

(3) Dagonet. *Traité des maladies mentales*. Paris, Baillière, 1894.

(4) Regis. *Manuel pratique des maladies mentales*, 2ᵉ édit. Paris, O. Doin, 1892.

Magnan et Sérieux (1), nous disent : « qu'à la période terminale la marche devient impossible... Cette déchéance de l'organisme en son entier ne tarde pas à devenir incompatible avec l'existence... Le paralytique s'éteint insensiblement dans le *marasme* ».

Pour Ballet et Bloch (2), la mort arrive soit : « dans la cachexie et le marasme qui accompagnent la démence, soit à la suite de divers accidents... *il arrive aussi* que les malades succombent à la suite d'une attaque d'apoplexie ou d'accès sériés d'épilepsie » (3).

Presque fatalement la mort survient, soit dans la cachexie et le marasme qui accompagne la démence, soit à la suite de différents accidents.

Cette opinion, nous la trouvons encôre dans un traité de médecine des plus récents (4), à l'article « Paralysie générale ». On lit en effet : « Cachectique, impotent, gâteux, le malade est confiné au lit. Incapable de prononcer une seule syllabe ou de comprendre quoi que ce soit, indifférent à ce qui se passe, il est encore susceptible de présenter de temps en temps des accès de violence ; mais bientôt des escharres se développent au sacrum, aux trochanters, aux talons, aux coudes et il ne tarde pas à succomber. *La mort peut toutefois* survenir brutalement du fait d'une attaque d'apoplexie ou de convulsions en série ».

---

(1) Magnan et Serieux. *La paralysie générale,* collection Leauté. Paris, Masson, 1894.

(2) Ballet et Bloch. — *Traité de médecine* de Bouchard et Charcot. Art. Paralys. générales.

(3) Voir *Traité de médecine* Charcot-Bouchard. Art. Paralysie générale de Rogues de Fursac.

(4) *Traité de médecine* de Enriguez, Laffite, Bergo et Lamy, *in.* Art. l'aralysie générale de Lamy, p. 244. T. 4. Paris, 1909.

Pour les auteurs français, le paralytique général à la dernière période de la maladie, est un « misérable grabataire » impotent et mourant dans la cachexie ou le marasme, après avoir présenté des escharres multiples. Les auteurs allemands partagent, sur cette question, l'opinion des classiques français.

Pour Schüle (1), « les troubles ataxiques obser-vés au début dans les muscles du tronc et des extré-mités, continuent à s'accentuer pour arriver à une paralysie complète, de sorte que le malade devient incapable de *marcher*, de *se tenir debout*, est dans l'impossibilité de faire des mouvements avec les bras » (p. 336). Parmi les causes de la mort, il cite en premier lieu « le marasme et la thrombose ma-rastique ».

D'après Krafft-Ebing (2), « la forme du stade termi-nal est une et la même pour tous les malades, quelle qu'ait été l'évolution ou la forme de la période inter-vallaire... ; la démarche devient impossible... ; les mains sont devenues inutilisables... : et le malade périt par suite du décubitus qui peut ouvrir même la cavité vertébrale... ».

Krœpelin (3), est du même avis : « Le malade de-vient presque complètement insensible. Sa faiblesse musculaire augmente. Il se produit des raideurs, des

---

(1) Schule. — *Traité clinique des maladies mentales*, traduction Dagonet et Duhamel. Paris, 1888.

(2) Krafft-Ebing. — *Traité clinique de psychiatrie* traduction E. Laurent. Paris, 1897.

(3) Krœpelin. — *Traité de psychiatrie*, 2ᵉ vol. Psychiatri', clini-que, 1899.

secousses, des contractures, des atrophies musculaires étendues, de sorte que le malade *perd la possi-
bilité de se remuer volontairement, ne peut ni marcher, ni se tenir debout et doit rester assis* »

Après avoir examiné les différents modes de terminaison, il écrit : « Enfin, la *terminaison la plus
naturelle* de la paralysie générale, lorsque les malades ont échappé à toutes les autres causes de mort,
est un *profond marasme,* ou la mort survient par
faiblesse du cœur. ».

Les auteurs anglais admettent aussi la cachexie et
le marasme comme fin habituelle de la paralysie
générale, mais ils font de grandes réserves sur la gravité et la fréquence de certaines complications : les
escharres en particulier.

D'après Austin (1), les malades arrivés à la troisième période deviennent bientôt faibles, débilités
et cachectiques, à tel point qu'ils offrent le tableau
le plus lamentable que puisse offrir la misère hu-
maine... Heureusement, la mort arrive rapidement
et la *consomption* ou le coma paralytique terminent
bientôt la scène ».

Pour Sankez (2), « la caractéristique de la troisième période est la démence au point de vue mental
et du côté de la motilité ; l'impossibilité pour le malade de se tenir debout ».

------

(1) AUSTIN. A *pratical account of gen. paralysis*. London, Churchill, 1859.

(2) SANKEZ. *Lectures on mental deseases*. London, Churchill. and
sons, 1866.

C. Bucknill et H. Tuke (1), disent « qu'à la dernière période, qui peut se prolonger des années... la cause la plus fréquente de la mort est le marasme ». (p. 15).

Hammond (2) de New-York et Mickle (3) de Londres, sont du même avis et tracent du paralytique général un tableau identique.

De ces nombreuses citations, un peu longues peut-être, mais cependant nécessaires, il résulte « que l'opinion classique, tant en France qu'à l'étranger est que le marasme et la cachexie terminale constituent le terme normal et habituel de la paralysie générale ; si elle n'y parvient pas toujours, c'est qu'il survient des affections intercurrentes ou des complications qui interrompent son cours régulier » (4).

Parmi ces complications, les unes (pneumonies, troubles gastro-intestinaux, etc...), sont considérées comme fréquentes, tandis que les autres (attaques congestives), ne viennent qu'en deuxième ou troisième lieu.

Bayle (5), à la deuxième période de la maladie considère la congestion cérébrale foudroyante comme *très rare*, et plus loin il dit : « *un quart* des individus

---

(1) C. Buchnill and H. Tuke. *A Manuel of psychological medecine*. London, Churchill, 1879.

(2) *Traité des maladies du système nerveux*, trad. Labadie-Lagrave. Paris, Baillière, 1879.

(3) Mickle. *On general paralysie of the insane*, 2ᵉ édition. London, Levois, 1886.

(4) Delmas, in thèse : *La mort avec ictus dans la paralysie générale*. Paris, 1907, p. 18.

(5) Bayle. *Traité des maladies du cerveau* p. 513, 182ᶠ.

affectés de paralysie générale avec lésions de l'intelligence ont éprouvé au moment de leur mort des phénomènes spasmodiques devenus manifestes sous une forme ou sous une autre ».

Calmeil (1), tout en admettant l'ictus comme complication pouvant entraîner la mort, reste dans le vague et n'indique pas de proportion : parlant des phénomènes intercurrents (ictus), il écrit : « qu'ils sont suivis *dans certains cas* par une terminaison funeste ». et un peu plus loin au sujet des malades : « *plusieurs* d'entre eux finissent par expirer au miloeu des convulsions ».

Baillarger (2), ne parle des « accès épileptiformes, qui viennent terminer la vie », qu'à la deuxième période seulement.

Les auteurs soit français, soit étrangers, que nous avons déjà cités, sont du même avis et ne citent qu'en dernier lieu les convulsions épileptiformes. Hubert-Rodrigues, Lunier, Quatrefages, Foville; Dagonet, Cullerre, Magnan et Sérieux, Ballet, etc.:: Austin, Sankez, etc..., Schüle, Krafft-Ebing, Krœpelin.

Les différentes statistiques qui ont été publiées donnent aussi des résultats identiques.

La première en date, celle de Bouteville et Parchappe (3), portant sur 141 décès dans une période de cinq ans, bien que « difficile à interpréter », com-

---

(1) Calmeil. *Maladies inflammatoires du cerveau*. Paris, J.-B. Baillière, 1859, p. 502.

(2) Baillarger, *loco citato*.

(3) De Bouteville et Parchappe. *Ann. medico-psych.*, t. VII, 1847.

me le fait remarquer avec juste raison Delmas, donne une proportion de 50 p. 100 de mort par ictus.

En 1884, Christian et Ritti (1), publièrent une seconde statistique (139 cas observés pendant cinq ans) et indiquent 41 p. 100 d'accidents convulsifs.

Janin (2), sur 52 paralytiques observés pendant deux ans, indique l'ictus mortel dans la proportion de 38 p. 100.

En 1890, dans sa thèse : « La mort dans la paràlysie générale, Balzer. cite le marasme comme terminaison naturelle de la maladie.

A la société médico-psychologique Christian communique en 1896 une nouvelle statistique : sur 356 paralytiques généraux décédés dans son service pendant une période de dix-huit ans, 121 sont morts à la suite d'ictus, soit un tiers environ.

Dans une statistique empruntée à Th. Kaes. et portant sur 830 observations, la mort par ictus se rencontre dans 11 p. 100 des cas seulement (3).

Marandon de Montyel (4), rapporte 104 observations et indique la proportion de 53 p. 100 de mort par ictus.

Delmas enfin (5), dans sa thèse inaugurale en 1907,

(1) CHRISTIAN et RITTI, dans *Dictionnaire des sciences médicales*, 1884, p. 762-763.
(2) JANIN. *La mort dans la parlaysie générale*. Thèse. Paris, 1887.
(3) DORE. La mort des paralytiques généraux. Thèse. Paris, 1898.
(4) MARANDON DE MONTYEL. La mort des paralytiques généraux. *Revue de médecine*, août 1898.
(5) DELMAS. *loco citato*.

publie une statistique très intéressante basée sur 153 cas. La mort par ictus n'est indiquée que dans un tiers des cas environ.

Par contre, en 1896, à la société médico-psychologique et dans différentes publications ou communications, Arnaud (1), donne la proportion de 80 p. 100 de mort par ictus.

Bonnat (2), dans sa thèse inaugurale en 1900, arrive au même résultat et démontre lui aussi la grande fréquence de l'ictus terminal dans la paralysie générale.

Enfin, en examinant l'état moteur et les causes de la mort chez nos malades, nous serons appelés à faire certaines constatations qui nous permettront de rédiger nos conclusions, en tout conformes à la manière de voir de MM. Arnaud et de son élève Bonnat.

---

(1) ARNAUD. *Société médico-psycologique*, 30 nov. 1896.
(2) BONNAT. La mort des paralytiques généraux. Thèse. Paris, 1900.

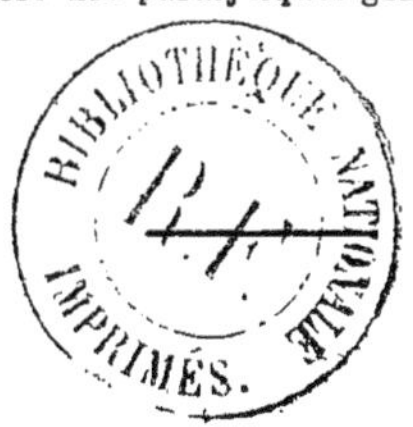

DE LA PÉRIODE TERMINALE DE LA PARALYSIE GÉNÉRALE

Notre intention n'est pas de décrire dans son ensemble la période terminale de la paralysie générale ; nous nous proposons seulement d'étudier chez nos malades l'état des fonctions motrices à cette époque de l'affection.

Suivant que ces fonctions étaient chez eux conservées, diminuées, ou complètement abolies, nous les avons placés dans l'une ou l'autre des trois catégories suivantes :

Les morts « debout ».
Les morts demi-impotents.
Les morts impotents.

Par *morts « debout »*, nous entendons avec Falret et Arnaud « tous ceux qui ont été atteints par la crise finale, alors qu'ils conservaient encore un bon état général, l'intégralité de leurs mouvements, et qui pouvaient aller et venir dans la maison sans gêne notable. Ils étaient plus ou moins affaiblis, leurs mouvements étaient plus ou moins embarrassés, mais la marche restait aisée » (1).

____

(1) L. ARNAUD. *Loco citato*.

Les *demi-impotents* sont ceux qui « plus affaiblis que les précédents avaient de la peine à quitter leur lit ou leur fauteuil, mais depuis peu de temps seulement, quelques jours, quelques semaines au plus » (1).

Dans la catégorie des impotents rentrent ceux « qui se sont montrés plus respectueux de la tradition » (1).

En faisant pour nos malades, la classification que nous venons d'indiquer, nous sommes arrivé au résultat suivant :

MORTS DEBOUT

Observation	2
—	3
—	5
—	7
—	8
—	11
—	16
—	17
—	18
—	19
—	20
—	21
—	22
—	24
—	25
—	27
—	28
—	29
—	30
—	32
—	34
—	39

(1) L. ARNAUD, *loco citato*.

MORTS A DEMI-IMPOTENTS

Observation.. 9
— 10
— 23
— 38
— 26

MORTS IMPOTENTS

Observation.. 1
— . . . . , ... 4
— 6
— 12
— 13
— 14
— 15
— . . . . , . 37
— 40

Soit 22 morts « debout » ;
   5 morts demi-impotents ;
   9 morts impotents.

Ce qui frappe à première vue est le grand nombre
de malades rentrant dans la première catégorie : 22
sur 36, plus de la moitié, par conséquent.

Le tableau suivant, indiquant chez ces malades les

causes de la mort et la durée (1) de l'affection, nous fournira d'utiles renseignements :

MALADES MORTS DEBOUT (22)

Morts debout		Causes de la mort	Durée de la maladie
Observation	2	ictus................	six ans 1/2 environ.
—	3	embolie consécutive à phlébite récente.............	onze ans **environ.**
—	5	ictus..................	dix ans environ.
—	7	ictus..................	un an 1/2 environ.
—	8	ictus.................	trois ans 1/2 environ.
—	11	ictus.................	quatre ans environ.
—	16	ictus.................	trois ans.
—	17	ictus.................	trois ans.
—	18	congestion pulmonaire.....	trois ans environ.
—	19	ictus.................	deux ans et demi.
—	20	septicémie.............	trois ans.
—	21	ictus.................	un an.
—	22	ictus.................	deux ans.
—	24	mort subite...........	9-9 mois.
—	25	ictus.................	treize ans.
—	27	asphyxie.	quelques mois.
—	28	ictus.................	six mois.
—	29	ictus.................	trois ans environ.
—	30	ictus.................	six mois.
—	32	ictus.................	un an et demi.
—	34	ictus.................	quelques mois.
—	39	ictus.................	quelques mois.

En ne retenant même que les observations où la maladie a duré plus d'une année, nous voyons que 15 paralytiques généraux sur 22, sont morts sans avoir

---

(1) Nous nous sommes basé pour établir la durée de la maladie sur l'époque où elle est devenue tout à fait apparente Elle est donc inférieure à la réalité.

présenté le tableau classique de l'impotence motrice complète. Cette constatation justifie pleinement l'opinion émise par M. Arnaud, et s'il est exact de dire que certains paralytiques meurent impotents, il est exagéré de tracer de leur période finale un tableau uniforme. Plus de la moitié parmi ceux dont nous rapportons les observations ne furent pas en effet de « misérables grabataires ». Ils étaient affaiblis, c'est certain, et cela, du fait même de leur maladie, mais les mouvements, la marche, en particulier, étaient encore relativement aisés. A aucun moment, ils n'ont présenté de ces troubles graves (escharres), inhérents, soi-disant à la dernière période de l'affection et s'il existait chez quelques-uns certains phénomènes (raideurs ou contractures), ils étaient très atténués. Dix-sept d'entre eux, moururent d'ictus, cinq de maladies intercurrentes, aucun de marasme ; et cependant, plusieurs étaient paralytiques depuis de longues années : treize ans (obs. 25), onze ans (obs: 3), dix ans (obs: 5), 6 ans et demi (obs. 2):

Si nous examinons maintenant la catégorie des demi-impotents et celle des impotents, nous voyons qu'elles comptent beaucoup moins de malades et que toutes deux réunies n'égalent pas la catégorie des « morts debout ».

MALADES A DEMI-IMPOTENTS (5)

Malades morts à demi-impotents		Causes de la mort	Durée de la maladie
Observation.....	9	ictus.................	quatre ans.
—	10	ictus.................	huit ans.
—	23	congestion pulmonaire....	quatre ans environ.
—	38	ictus.................	— —
—	26	congestion pulmonaire....	— —

De ce tableau il résulte que cinq malades sur 36 furent, pendant un temps plus ou moins long, immobilisés dans leur lit ou leur fauteuil. Chez eux, il s'était produit plus ou moins rapidement, des raideurs ou des contractures musculaires, qui, sans empêcher complètement tous les mouvements, les gênaient cependant considérablement.

Bien que l'affection ait duré 5 années en moyenne, aucun d'eux ne mourut dans le marasme. S'ils ont présenté des ulcérations de la peau, ils n'ont jamais eu d'escharres graves auxquelles on puisse attribuer la mort. qui s'est produite trois fois par ictus et 2 fois du fait de maladies intercurrentes.

La troisième catégorie comprend neuf observations :

MALADES IMPOTENTS (9)

Malades morts impotents		Causes de la mort	Durée de la maladie
Observations	1	ictus.................	cinq ans environ.
—	4	congestion pulmonaire.....	quatre ans 1/2 envir.
—	6	marasme..............	trois ans 1/2 environ.
—	12	ictus.................	neuf ans environ.
—	13	ictus.................	deux ans 1/2 environ.
—	14	ictus.................	deux ans environ.
—	15	brûlures étendues.....	quatre ans environ.
—	37	ictus.................	trois ans.
—	40	ictus.................	un an.

Ces derniers malades se sont montrés plus « respectueux de la tradition ». Nous n'insisterons pas sur leur état ; il a été presque en tout conforme à l'opinion classique, avec cette différence toutefois importante à signaler, qu'un seul paralytique a succombé dans le marasme après trois ans et demi de maladie. 6 ictus et 2 affections intercurrentes ont emporté les autres malades. La durée de la paralysie générale avait été de quatre années en moyenne.

De tout ce qui précède il résulte que l'impotence motrice n'est pas la règle à la période terminale de la paralysie.

La moitié de nos malades environ sont morts en effet sans avoir présenté cette phase d'immobilisation forcée.

Dans ces conditions, on est en droit d'admettre avec M. Arnaud, deux variétés dans la période terminale de la paralysie générale : la première représentée par les malades morts debout, la deuxième par ceux morts demi-impotents ou tout à fait impotents.

Cette dernière variété se distingue de la première au point de vue clinique. On y trouve en effet toujours très développées des raideurs et des contractures musculaires qui sont, pour une grande part, dans l'impotence.

Ces dernières années, divers auteurs, et des plus compétents, ont admis la manière de voir de M. Arnaud. Ils estiment avec lui, que bien des paralytiques meurent sans avoir été de « misérables grabataires ».

Nous nous faisons un devoir de les citer, heureux que leur grande autorité vienne à l'appui de notre thèse.

Dans le traité de Pathologie mentale de G. Ballet, Dupré écrit à l'article « Paralysie générale », (p. 965) : « Dans la majeure partie de ces cas (morts avec ictus apoplectique, ou épileptique, ou morts subites). le malade *meurt debout* (Arnaud), sans s'être alité longtemps ».

« Certains, cependant, dit Régis, (1); plus nombreux même qu'on ne le pense, ainsi qu'il résulte des constatations d'Arnaud et de Bonnat, vont et viennent plus ou moins facilement jusqu'à la fin sans qu'on ait été obligé de les aliter systématiquement. Beaucoup de paralytiques généraux « meurent debout » comme le dit Arnaud ».

---

(1) Régis. *Précis de psychiatrie.* 3ᵉ édition, p. 712. Paris, 1906.

DE L'ICTUS TERMINAL

Nous rapportons quarante observations de paralytiques généraux. Les causes de la mort dans les trente-six cas où elles nous sont connues, se répartissent de la façon suivante :

26 ictus ;
1 marasme ;
4 congestions pulmonaires ;
1 embolie consécutive à une phlébite ;
1 mort subite ;
1 asphyxie ;
1 mort par suites de brûlures étendues ;
1 mort par septicémie.

Si nous retranchons tous les cas où il y a eu affection intercurrente ou accident, il reste :

26 morts par ictus ;
1 mort par marasme.

Soit une proportion de 96 p. 100 environ de mort par ictus.

Cette statistique, du fait même qu'elle est basée sur une période de huit années, montre qu'elle n'est pas le résultat d'une série particulière de malades, chez lesquels la mort se serait toujours produite, par hasard, de la même façon.

Cette terminaison n'est pas en outre habituelle aux seuls paralytiques généraux mourant à la maison de santé de Vanves, qui seraient comme le voudrait Paris, *des malades spéciaux*.

En effet, nous avons pu nous procurer les statistiques de deux autres maisons de santé. La proportion de mort par ictus est pour l'une presque aussi forte que la nôtre, et pour l'autre bien supérieure à celle donnée par les auteurs classiques.

A la maison de santé de Neuilly dans une période de vingt années, vingt-un paralytiques généraux sont morts :

> 19 par ictus ;
> 2 par cachexie.

Soit une proportion un peu supérieure à 90 p. 100 de mort par ictus.

Nous remercions le docteur Semelaigne, médecin directeur de la maison de santé de Neuilly, des renseignements qu'il nous a fournis et qu'il nous a autorisés à publier.

A la maison de santé de Neuilly, dans une période de vingt ans, quarante-trois paralytiques généraux sont morts :

> 25 par ictus ;
> 9 par cachexie ;
> 9 par affections intercurrentes.

Soit, après déduction des 9 cas d'affections intercurrentes, une proportion de 73,5 p. 100, environ de mort par ictus.

Nous remercions le docteur Magnan de nous avoir autorisé à publier cette statistique et notre excellent ami Sardain de nous l'avoir procurée.

En 1907, enfin, Delmas, dans sa thèse inaugurale « La mort avec ictus dans la paralysie générale », publie une nouvelle statistique intéressante à la fois par le nombre des cas observés (153), et les nombreux renseignements anatomo-pathologiques qu'elle contient, l'autopsie ayant été faite 47 fois.

Nous voyons que la mort s'est produite par :

> Marasme : 38 fois ;
> Ictus : 47 fois ;
> Affections intercurrentes (pneumonie, tuberculose, entérite) : 51 fois. ;
> Escharres et méningo-myélite : 2 fois ;
> Morts subites : 4 fois ;
> Péritonite par perforation : 1 fois ;
> Asphyxie par bol alimentaire : 1 fois ;
> Suicide : 1 fois ;
> Pachyméningite hémorragique : sans ictus :
> 8 fois.

De cette statistique, il résulte au premier examen que ce sont des affections intercurrentes ou des accidents divers qui ont emporté le plus grand nombre de malades.

On ne peut cependant admettre que ce soit là le mode de terminaison naturel de la paralysie générale. Il en est de cette affection comme de toutes les autres maladies, et l'on ne peut par exemple faire entrer dans une statistique sur la mortalité par fracture, le cas d'un malade atteint de fracture, mais ayant contracté une pneumonie mortelle.

Aussi éliminons-nous tous les cas, c'est-à-dire 68, où la mort n'est pas due uniquement à la paralysie générale.

Dans les 85 cas qui restent alors, il y a eu 47 fois ictus mortel et 38 fois les malades ont succombé aux progrès de la cachexie.

Mais ceci nous donne une proportion de mort par, ictus, bien supérieure à ce que prétend l'auteur, d'accord en cela avec l'opinion classique, puisque cette terminaison s'est produite dans 55 p. 100 des cas. Cette proportion est d'autant plus intéressante à retenir que tous les cas d'ictus mortel, ont été suivis d'autopsie. En outre, la mort par escharres ne s'y rencontre que deux fois.

Nous enregistrons avec plaisir ce chiffre peu élevé car il vient à l'appui de notre thèse et prouve une fois de plus combien est exagérée sur ce point l'opinion classique.

Ces différentes statistiques nous permettent donc de dire que l'ictus terminal est très fréquent dans la paralysie générale, et que s'il est une complication comme le veulent certains auteurs, c'est une complication des plus graves et des plus fréquentes. Mais nous ne croyons pas que l'ictus soit une complication de la paralysie générale, bien plus, nous disons qu'il est inhérent à cette affection, qu'il en est la terminaison naturelle, à moins que quelque affection intercurrente ou quelque accident n'en vienne interrompre le cours.

Qui dit complication, dit en effet incident pathologique imprévu, mais que des soins spéciaux peuvent éviter ou rendre exceptionnel.

L'infection, par exemple, est une complication des plaies, mais grâce à l'asepsie ou à l'antisepsie, elle devient très rare. En est-il de même pour les ictus dans la paralysie générale ? Malheureusement non ;

malgré une hygiène alimentaire sévère, une surveillance attentive de tous les instants et de tous les
organes, en particulier du tube digestif, nous voyons
cet incident se produire et, dans bien des cas, emporter les malades. Les paralytiques généraux, dont nous
rapportons les observations, avaient une alimentation
particulière, à base de lait, laitage, œufs, légumes;
viandes blanches. Des laxatifs fréquents (calomel),
ou des lavements, (2 fois au moins par semaine),
assuraient l'évacuation du tube intestinal et régulièrement une fois par mois au moins, de grands purgatifs étaient administrés. En agissant de la sorte,
n'était-on pas en droit d'espérer voir diminuer la fréquence et la gravité des ictus, complication « le plus
souvent d'origine stercorale » (Pierret) ? Nos observations démontrent qu'il n'en a pas été ainsi.

Dans ces conditions, une complication aussi fréquente, aussi difficile à éviter, aussi grave, n'estelle pas plus qu'une complication, et n'est-elle pas
surtout, l'aboutissant normal, la terminaison naturelle,
de cette affection à la fois progressive et fatale ?

La paralysie générale, au point de vue anatomique,
est une affection atteignant les éléments nerveux, et
se traduisant, en outre, par des symptômes tirés de
l'examen du système nerveux (signes oculaires, réflexes, etc.), dont la constatation clinique est de la
plus grande importance pour le diagnostic.

Dans le cours de la maladie, il se produit fréquemment, pour ne pas dire toujours, un ou plusieurs
ictus qui sont alors la manifestation clinique de la
lésion en évolution.

La paralysie générale enfin, est une maladie à marche essentiellement progressive ; n'est-il pas logique alors d'admettre, qu'atteignant les éléments nerveux, se traduisant pendant son cours, par des symptômes nerveux, elle se termine aussi par des symptômes nerveux dont l'ictus est pour nous l'expression clinique ?

Le fait que l'ictus est la règle dans la paralysie, qu'il est impossible de l'éviter et qu'il se produit à toutes les périodes de la maladie : au début, où il est parfois le premier symptôme révélateur, pendant le cours de l'affection où il traduit l'activité des lésions, à la période terminale, où il emporte le plus grand nombre de malades, montre qu'il est lié intimement à l'évolution de la paralysie générale, qu'il en est partie inhérente.

L'hémoptysie, par exemple, se produit (chez le bacillaire au début ou à la fin de l'affection ; elle en est souvent le premier symptôme bruyant, elle emporte aussi bien des malades arrivés à la dernière période. Nul ne conteste qu'elle en soit une terminaison fréquente.

L'analogie n'est-elle pas frappante et ne doit-on pas accorder à ces deux symptômes la même valeur clinique ?

Certains auteurs, mais ils sont rares, admettent cette façon de penser ; aussi les citons-nous avec plaisir, appuyant notre thèse de leur autorité.

Christian et Ritti font rentrer les ictus parmi les causes de mort « inhérentes à la maladie elle-même ».

Legrain écrit « qu'elles (les attaques épileptiformes ou apoplectiformes), comptent parmi les syndromes les plus importants de la paralysie générale ».

Clouston pense que ces troubles ne sont pas des complications, mais des symptômes de la paralysie générale (1). Dupré, enfin, « estime que la paralysie générale, en dehors de quelques cas exceptionnels, se termine par la mort. Celle-ci survient, le plus souvent, avant la fin de la période cachectique terminale, dans un ictus apoplectique, suivi de coma, d'hyperthermie, et de convulsions ultimes ; ou bien à la suite d'un état de mal épileptique » (2).

D'autres auteurs par contre, ne « peuvent considérer les ictus comme des accidents vraiment terminaux, car ne voit-on pas des ictus intenses et répétés, créant un véritable état de mal, ne pas compromettre l'existence, tandis que d'autres, partiels et isolés, président aux derniers moments ? (3).

Rien n'est plus exact, mais si un ictus en apparence très grave, n'entraîne pas la mort, c'est qu'il entre en jeu certains facteurs (étendue et siège de la lésion, âge de la maladie, état de résistance du malade), dont il faut tenir compte et dont il est difficile d'apprécier cliniquement toute l'importance et la valeur. Dans d'autres cas, les conditions auxquelles nous faisons allusion ayant changé, il sera terminal.

C'est ce qui se produit aussi dans l'hémorragie cérébrale ; il est admis qu'on en meurt, mais toutes ne sont pas mortelles. Certaines à symptômes alarmants, ne compromettent pas l'existence, tandis que

---

(1) In thèse BONNAL, page 39.
(2) DUPRÉ, *loco citato*.
(3) In thèse DELMAS, page 26.

d'autres plus bénignes en apparence, sont suivies
de mort. Ne faut-il pas admettre alors dans les deux
cas, l'intervention de causes qui font évoluer la maladie de telle ou telle manière, causes, nous le répétons, dont il est à peu près impossible d'apprécier
cliniquement toute l'importance.

De tout ce qui précède, nous pouvons donc tirer
la conclusion suivante : c'est que l'ictus termine fréquemment, pour ne pas dire toujours, la paralysie
générale : nos observations et les statistiques que
nous publions, le prouvent surabondamment ; en outre, cette terminaison n'est pas le résultat d'une complication. car nous l'avons vu se produire aussi fréquente, aussi grave, malgré l'emploi méthodique de
toutes les précautions recommandées.

L'ictus nous apparaît donc comme la fin habituelle
et naturelle du paralytique général, inhérent à la
maladie elle-même.

En est-il de même pour le marasme et la cachexie ?
C'est ce que nous allons examiner dans le chapitre
suivant.

DU MARASME ET DE LA CACHEXIE TERMINALE

Comme nous l'avons vu plus haut, les auteurs sont
unanimes à dire que les paralytiques généraux
meurent le plus souvent dans le marasme et la cachexie. Les troubles trophiques, les escharres très fréquents alors, compromettent souvent l'existence ou
facilitent l'éclosion de maladies intercurrentes qui
précipitent le dénouement.

Cette opinion nous paraît à la fois exagérée et
discutable : exagérée, car les observations de notre
maître le docteur Arnaud, celles de Bonnat, celles
que nous publions, nos statistiques et celle récente
aussi de Delmas, montrent que cette terminaison
est moins fréquente qu'on ne l'a prétendu ; elle est,
en outre, discutable, car rien n'est moins prouvé que
le marasme comme aboutissant forcé de la maladie.

Sans entrer dans certaines considérations étiolo-
giques ou pathogéniques, nous nous bornerons à
présenter les arguments fournis par la seule clinique,
afin de démontrer que le marasme et les escharres
consécutives, ne sont pas l'apanage nécessaire du paralytique général, qu'il n'y aboutit pas fatalement, et
que l'on peut dans bien des cas, par des soins appropriés, éviter ces incidents que nous considérons comme des complications.

Le paralytique général, du fait même de sa maladie peut faire des escharres, il y est même prédisposé, Il arrive alors chez lui ce qui se produit dans les grandes infections, la fièvre typhoïde par exemple, ou chez les malades affaiblis soit par l'âge, soit par par une affection de longue durée.

Mais, de ce que la paralysie peut parfois se terminer par le marasme, faut-il en conclure qu'il en est toujours ainsi, et que c'est là l'aboutissant forcé de la maladie ? Non, assurément, car ce serait généraliser trop vite, et faire de la cachexie, des escharres consécutives, la terminaison habituelle et naturelle de l'affection, alors qu'il s'agit de complication, comme nous allons essayer de le démontrer.

Le paralytique général, gâte souvent, copieusement, dans d'autres cas confiné au lit, il se trouve dans les meilleures conditions pour faire des accidents de « décubitus acutus » ; si par des soins de propreté scrupuleux, des bains répétés, etc., on diminue les causes d'irritation de la peau, on diminuera par le fait même, les chances d'infection secondaire, et tout se bornera, s'il arrive quelque incident, à de petites excoriations superficielles se comportant comme de simples plaies et guérissant de même par les moyens ordinaires.

Ce n'est pas là un fait de simple raisonnement, la clinique est là pour appuyer notre thèse.

Nous avons vu, par exemple, un malade (obs. 12), confiné au lit pendant plusieurs années, gâtant largement, présentant des raideurs musculaires nombreuses, nourri très longtemps à la sonde, ne présenter jamais la moindre escharre. N'était-il pas cependant dans les meilleures conditions possibles pour aboutir au marasme et à la cachexie ? et s'il n'en a pas été ainsi, après neuf ans de maladie, n'est-ce pas grâce aux soins minutieux et continuels dont il était entouré ?

Ce fait n'est pas unique et si l'on consulte nos observations de malades morts complètement impotents, on n'en trouve qu'*un seul* sur neuf, ayant succombé dans le marasme, après trois ans et demi de maladie. Huit autres, par contre, succombèrent sans avoir présenté d'escharres graves et leur affection durait cependant depuis quatre années en moyenne.

Dans la catégorie des demi-impotents, (5 cas), pas de mort par marasme ou par escharres. La maladie avait duré dans un cas huit ans (mort par ictus), et dans les autres, quatre ans (2 morts par ictus et 2 affections intercurrentes).

Pour les 22 qui moururent « debout » même résultat, et pourtant certains étaient malades depuis longtemps : treize ans (obs. 25), dix ans (obs: 3), six ans et demi (obs. 2), quatre ans (obs. 11), trois ans (obs. 8. 16, 17, 29), deux ans (obs. 19, 22).

Ces consatatations ont leur éloquence et nous montrent combien sont rares chez le paralytique général bien surveillé le marasme et les escharres. Cette opinion qui est celle de M. Arnaud, et à laquelle nous nous rallions pleinement, n'est plus nouvelle, et il est curieux de constater qu'elle ait été combattue aussi ardemment, lorsque notre maître l'a défendue ces dernières années.

En effet Pinel écrivait dès 1844 : « Il est un fait constant, c'est que les malades atteints de paralysie générale, qu'on soigne en ville, qui sont isolés, et dont la position permet de leur donner tous les soins hygiéniques et surtout de les changer de linge et de coucher autant de fois qu'il est nécessaire, vivent plus longtemps que ceux entassés dans les hospices. Il y a là un premier enseignement, c'est que les soins hygiéniques sont la plus grande partie du traitement ».

Plus près de nous, dans le traité de Pathologie mentale déjà cité, Dupré dit avec raison, p. 966 : « Il convient d'ajouter que, maintenant, grâce à la meilleure entente de l'hygiène et de l'asepsie, bien des complications d'ordre infectieux, telles que les escharres, les lymphangites, les érysipèles, les abcès cutanés, les infections urinaires précoces, etc..., sont épargnés aux malades, et que, suivant la judicieuse remarque d'Arnaud et Bonnat, le sombre tableau que nous ont tracé les anciens aliénistes de cette période, s'est relativement éclairci ».

A l'étranger, en Angleterre surtout, cette opinion est admise même depuis longtemps.

La seule façon, dit Austin, de prévenir cette *complication* (les escharres), qui n'est pas toujours facilement traitable, est de tenir le malade rigoureusement propre et de ne jamais le laisser, s'il est souillé, dans ses draps mouillés par l'urine. Ce moyen, s'il pouvait toujours être rigoureusement appliqué, serait sans aucun doute *couronné de succès* ».

C'est aussi l'avis de Buchnell et Tuke.

« Lorsque nous fîmes nos débuts dans la pratique des asiles, les escharres étaient la règle dans les périoₙ des avancées de la paralysie générale, maintenànt elles ne constituent plus que quelques exceptions malheureuses ».

Ce changement doit être attribué à notre façon d'agir actuelle, qui consiste à laisser ces malades hors du lit pendant le jour et à maintenir leur lit bien sec pendant la nuit ».

Pour Mickle, on peut prévenir les escharres en « maintenant le malade dans une propreté parfaite sur un matelas d'eau, en le changeant souvent de position, en employant enfin tous les stratagèmes pour éviter la pression sur les points menacés ».

Plus récemment encore, en 1903, au congrès de Bruxelles, le professeur Pierret se rallie à cette manière de voir et assure « que M. Arnaud a eu raison de dire que les escharres pouvaient être évitées par des soins attentifs ».

Delmas, dans sa thèse récente « La mort avec ictus dans la paralysie générale », sur 153 cas ne cite que deux fois les escharres comme causes de la mort. Ce chiffre peu élevé est d'autant plus important à retenir que dans ces deux cas « l'autopsie ne révélait l'existence d'aucune affection viscérale intercurrente et où seuls les progrès de la cachexie pouvaient avoir causé la mort ». (Delmas, *loc. cit:*, p: 23).

Dans ces conditions, peut-on admettre que les escharres soient aussi fréquentes qu'on a bien voulu le

dire, et que leur gravité soit telle, qu'elles emportent
le plus grand nombre de malades ?

Elles nous apparaissent comme des accidents peu
fréquents venant compliquer la paralysie générale,
diminuant à la fois de fréquence et de gravité , depuis
qu'elles sont mieux connues, et qu'elles ne sont pas
d'emblée déclarées inévitables et incurables.

Comment expliquer alors l'opinion si différente de
la majorité des auteurs ? Nous ne saurions mieux faire
que de répéter ce que disait M. Arnaud sur ce sujet :
« Il n'est pas dans ma pensée d'admettre que tant
d'observateurs sagaces se soient trompés d'une manière absolue. Ils ont bien décrit ce qu'ils ont vu,
mais ce qu'ils ont vu, tenait, je le crois, moins à la
maladie qu'à toute autre cause. Les paralytiques par-
venus à une période avancée, sont tous plus ou
moins affaiblis, ils gâtent copieusement, ils sont très
malpropres et de toute façon. Il est donc nécessaire
de les soumettre le jour et la nuit, à une surveillance
très active, de leur prodiguer des soins minutieux
d'hygiène et de propreté, de leur appliquer un traitement et un régime individuels, variable avec chaque
malade, et suivant l'état de ses forces, de ses fonctions
digestives. Pour cela, il serait indispensable d'avoir
des services d'asiles non surchargés de malades, et au
contraire, riches en infirmiers. Sans insister plus
qu'il ne convient sur ce sujet, je suis très convaincu
que si l'on mettait fin au système d'encombrement
à outrance de nos asiles, si on doublait le chiffre
d'infirmiers dans les quartiers de gâteux et d'affaiblis, on verrait diminuer brusquement et dans une

forte proportion, le nombre des paralytiques alités, et aussi les complications auxquelles sont exposés ces malades... »

OBSERVATIONS

Nos observations seront brèves. Nous n'y consignerons que ce qui se rapporte directement à notre sujet, c'est-à-dire l'état physique des malades et le mode de terminaison de l'affection.

« Nous appelons ictus *gauche* ou *droit*, celui dans lequel les membres du *côté gauche* ou du *côté droit* sont atteints ».

OBSERVATION 1. (Arnaud).

M. Maxime D... 35 ans, diplomate, entre à la maison de santé le 30 octobre 1897.

Diagnostic. — Paralysie générale expansive.

Antécédents. — Syphilis ancienne.

Début. — Remontant à 2 ans environ ; état neurasthénique puis excitation cerébrale, embarras de la parole précoce.

Affaiblissement des facultés avec irritabilité ; mélange d'optimisme morbide et d'idées de persécution, embarras considérable de la parole.

Mai 1898 : Locomotion à peu près intacte.

Novembre 1898 : un peu d'affaiblissement musculaire généralisé ; pas de raideurs ; marche facile.

Janvier 1899 : Raideurs très accentuées des membres supérieurs.

Avril : mêmes raideurs aux membres supérieurs, un peu de raideur des membres inférieurs, marche gênée, mais encore assez facile.

Septembre ; le 29 ictus gauche sans perte de connaissance ; secousses lentes dans les bras et la jambe ; légères contractions sans déviation de la face ou des yeux.

Octobre : le 15 nouvel ictus semblable au précédent, mais avec secousses de la face beaucoup plus accentuées.

Novembre : vers le 20, retour des secousses à gauche sans ictus appréciable. Mauvais état général ; le malade ne quitte plus son lit depuis la fin septembre ; parole supprimée.

Décembre : alimentation difficile ; amaigrissement ; grande faiblesse ; raideurs musculaires très marquées ;

Mort, *impotent par ictus* le 1ᵉʳ janvier 1900.

Durée approximative de la maladie : 5 ans environ.

OBSERVATION 2 (Arnaud).

M. Claude A... 43 ans, maître de forges, entre à la maison de santé le 11 octobre 1894.

Diagnostic. — Paralysie générale expansive.

Début : progressif, assez rapide par un état maniaque. Démence rapide et totale.

Antécédents héréditaires. — Père très violent, mère très nerveuse ; frère très bizarre.

Antécédents personnels. — Syphilis certaine et excès alcooliques.

Affaiblissement considérable des facultés mentales, avec idées de grandeur absurdes.

Inégalité pupillaire ; tremblement fibrillaire de la langue ; gâtisme.

Janvier 1895 : Phases d'agitation violente avec cris sauvages.

Octobre 1895 : Agitation violente. Force musculaire intacte.

En 1896. Même état mental et physique.

Mars 1897 : Force musculaire intacte ; mouvements utiles presque entièrement conservés.

Juillet 1897 : le 23, ictus apoplectiforme. (sans chute ni perte de connaissance) parésie droite, surtout au bras, commissure légèrement déviée ; aphasie.

Retour des mouvements et des cris le 24.

Le 25 quelques jurons.

Le 26 retour de la parole.

Mars 1898 : le 23 au soir, ictus congestif, sans perte de connaissance. (Le malade se rend compte de son état et dit lui-même : « J'ai une congestion ») Hémiplégie gauche ; parole intacte ; sphincters intacts ; pas de trouble sensitif. Même état le 24. Dans la nuit du 24 au 25 retour des mouvements à gauche ; Le 25, il ne reste plus aucune trace de l'incident.

Avril 1898 : motricité à p eu près normale ; traîne seulement un peu les pieds.

Octobre 1899 : le 30 septembre, léger ictus sans perte de connaissance et sans convulsions. Demi coma et perte de la parole pendant une heure ou deux, puis retour à l'état habituel.

Février 1900 : Léger ictus gauche sans perte de connaissance ni convulsions, perte de la parole et parésie gauche pendant deux heures, puis retour à l'état habituel.

Décembre 1900 : le 8, ictus épileptiformes à midi et à 11 heures du soir ; perte de connaissance, parésie gauche ; secousses des deux côtés ; retour à l'état habituel le 10.

Janvier 1901 : Locomotion et mouvements bien conservés.

Février 1901 : le 8, ictus apoplectiforme avec hémiplégie droite et parésie.

Mort *debout* et par *ictus* le 11 février 1901.

Durée approximative de la maladie. 6 ans 1/2 environ.

OBSERVATION 3 (Arnaud).

M. Jules D.... 29 ans, rentier, entré à la maison de santé le 22 novembre 1894.

Diagnostic. — Paralysie générale expansive avec démence rapide.

Début. — Progressif depuis 4 ans environ, bizarreries, oublis, négligence dans la tenue générale ; embarras de la parole deux ans avant l'entrée. Ictus congestif avec hémiplégie droite et aphasie transitoires en septembre 1892 à Luchon.

Antécédents héréditaires :

Père mort d'angine de poitrine.
Frère mort vers sept ans de méningite.

Antécédents personnels :

Peu intelligent ; très nerveux ; tiqueur dès l'enfance, syphilis certaine.

Démence paralytique avancée avec affaiblissement et raideur des membres inférieurs, gâtisme, etc...

Décembre 1893 : Léger ictus le 20.

Mars 1894 : Congestion lente avec secousses du côté droit ; température de 40° (11 mars). État très grave pendant deux jours.

Juillet 1894 : Amélioration physique considérable.

Janvier 1895 : Excellent état physique.

Septembre 1897 : Excellent état physique, marche très facile, un peu spasmodique. Ataxie pour les mouvements délicats.

Octobre 1898 : Bon état physique, marche facile.

Mai 1899 : Etat physique excellent ; mouvements très libres ; mais marche un peu saccadée.

Janvier 1900 : Bon état physique ; mouvements très libres ; mais marche un peu saccadée ; cependant M. Jules ne présente aucun état spasmodique et se promène plusieurs heures tous les jours.

Juillet 1900 : Bon état physique ; marche plusieurs heures par jour. Embarras gastrique fébrile.

Mort *debout* le 17 août 1901, par embolie consécutive à une phlébite récente.

Durée approximative de la maladie : *onze ans.*

OBSERVATION 4 (Arnaud).

M. Alphonse L... 40 ans, rentier, entre à la maison de santé le 9 décembre 1897.

Diagnostic. — Paralysie générale expansive.

Antécédents personnels. — Bizarreries multiples ; syphilis certaine.

Affaiblissement des facultés ; optimisme morbide ; idées de grandeur absurdes.

Embarras de parole. Inégalité pupillaire ; réflexes rotuliens conservés.

Juillet 1898 : Affaiblissement musculaire généralisé, sans spasme et avec conservation de tous les mouvements utiles, de la marche en particulier.

Octobre 1899 : Le 5, léger ictus avec chute mais, sans perte de connaissance. Au bout de q. q. minutes le malade reprend sa promenade. Pendant quelque temps parole plus embarrassée et marche moins aisée.

Mars 1900 : Les mouvements sont gênés par des raideurs musculaires bien marquées depuis deux mois.

Mai 1900 : Le 8, ictus droit sans perte de connaissance. Secousses musculaires prolongées pendant 48 heures. Affaiblissement consécutif.

Septembre 1900 : Raideurs plus marquées ; mouvements plus difficiles, marche presque impossible.

Décembre 1900 : Raideurs ; impotence ; M. L. ne quitte plus son lit ou son fauteuil.

Janvier 1901 : Escharres trochantériennes.

Juin 1901 : Escharres complètement guéries ; raideurs très marquées ; impotence complète.

Janvier 1902 : Nouvelles escharres aux talons et au siège ; contractures énergiques aux deux membres inférieurs raideurs aux membres supérieurs.

Mort *impotent* par congestion pulmonaire le 6 mars 1902.

Durée de la maladie. — 4 ans 1/2 environ.

OBSERVATION 5 (ARNAUD).

M. Emile H... 41 ans, propriétaire entre à la maison de santé le 26 avril 1898.

Diagnostic. — Paralysie générale mixte.

Antécédents héréditaires. — Père et deux oncles paternels, morts d'attaques ?

Antécédents personnels. — Syphilis certaine ; tabès datant de 7 à 8 ans.

En 1891, ptosis gauche et diplopie.
En 1896, trois ictus.
En 1897, un ictus.
En avril 1898 : deux ictus.

Affaiblissement des facultés avec optimisme morbide et inconscience de sa situation.

Embarras de la parole ; inégalité pupillaire ; tremblement de la langue; Réflexes rotuliens exagérés.

Le 8 mai 1898 : Léger ictus avec ptosis gauche pendant quelques heures. Parole très embarrassée, pas de convulsion ni de perte de connaissance.

Le 27 mai : ictus, tout semblable au précédent mais plus léger encore.

Faucher   4.

Le 12 juin 1898 : ictus assez intense : perte de connaissance et convulsions pendant 3/4 d'heure.

Obtusion intellectuelle pendant 48 heures.

Août 1898 : Quelques vertiges.

Février 1899 : Très léger ictus, le 19, sans perte de connaissance et sans suite appréciable, un autre ictus le 23.

Mars 1899 : Vertige avec parole embarrassée le 3.

Février 1900 : Amaigrissement et affaiblissement, le malade a de la peine à se tenir debout, mais les mouvements restent libres.

Mai 1900 : Notable amélioration de l'état physique : la marche est redevenue aisée.

Juin 1900 : Affaiblissement physique |sans raideurs ni gêne des mouvements.

Octobre 1900 : Le 24, ictus épileptiforme droit *avec ptosis gauche*, pas de perte de connaissance; hémiplégie incomplète les trois jours suivants : faiblesse, hoquet très fréquent, le 29, deuxième ictus, perte de connaissance état comateux.

Mort *debout, par ictus* le 30 octobre 1900.

Durée de la maladie. — Dix ans environ.

OBSERVATION 6 (Arnaud)]

M. Alexandre C... 52 ans, commerçant, entré à la maison de santé le 26 décembre 1898.

Diagnostic. — Paralysie générale dépressive.

Antécédents héréditaires. — Oncle mort interné ; probablement paralytique général.

Antécédents personnels. — Syphilis certaine ; deux ictus un peu plus d'un an avant l'entrée.

Stupeur mélancolique avec mutisme habituel et tendance au refus des aliments ; attitudes catatoniques.

Exagération des réflexes rotuliens; inégalité pupillaire.

Mars 1899 : Embarras très net de la parole mouvements et marche intacts.

Janvier 1900 : Bon état physique, mouvements intacts, mais alourdis ; quelques raideurs.

Mars 1900: La raideur spasmodique augmente les mouvements et surtout la marche sont de plus en plus gênés.

Avril 1900: Abcès du pied droit achevant de rendre la marche impossible.

Mai 1900 : La raideur spasmodique est telle que le malade ne quitte plus son lit et qu'il ne peut plus étendre les jambes. Escharres superficielles sur une fesse et sur les points comprimés par suite des contractures.

Juin 1900 : Raideurs musculaires ; mouvements presque impossibles ; le malade ne peut quitter son lit.

Décembre 1900 : Escharres sacrée et fessière ; contratures des membres inférieurs.

Mort *impotent* par *marasme* le 21 janvier 1901.

Durée de la maladie. — 3 ans et demi environ.

OBSERVATION 7 (Arnaud).

M. Auguste B..., 53 ans, avocat, entre à la maison de santé le 9 septembre 1899.

Diagnostic. — Paralysie générale expansive.

Antécédents personnels. — Syphilis certaine ; plusieurs ictus avant l'entrée ; psoriasis palmaire récent, guéri par traitement de KI. Affaiblissement des facultés avec idées de grandeur absurdes.

Agitation automatique assez violente ;

Embarras de la parole ; inégalité pupillaire ; exagération des réflexes rotuliens.

Novembre 1899 : le 4, ictus droit sans perte de connaissance mais avec chute ; aphasie ; hémiplégie droite incomplète.

Le 5, retour des mouvements au bras.

Le 6, retour des mouvements à la jambe (avec quelques secousses isolées des faisceaux musculaires).

La parole commence à revenir le 8, pas d'aphasie appréciable, seulement de la dysarthrie.

Amélioration notable le 8 et le 9.

Le 10, agitation automatique intense ; hallucinations de la vue, excitabilité neuro-musculaire très vive.

Le 12, le malade est calme.

Puis rapidement, retour à l'état antérieur avec atténuation du délire,

Le malade quitte la maison de santé le 25 novembre 1899 en état de rémission et meurt *debout* par *ictus* le 5 mars 1900.

Durée de la maladie — 1 an et demi.

OBSERVATION 8 (Arnaud).

M. Bernard B..., 45 ans, tapissier, entré à la maison de santé le 11 février 1898.

Diagnostic. — Paralysie générale expansive, optimisme morbide. Inconscience de sa situation.
Hésitation de la parole ; inégalité pupillaire ; exagération des réflexes.

Mai 1898 : Excellent état physique. Locomotion intacte.

Novembre 1898 : le 1er, ictus sans perte de connaissance, faiblesse des jambes; monoplégie brachiale droite, aphasie incomplète. Retour des mouvements dans le bras droit le 8, aphasie encore très évidente, bien que le malade ait retrouvé un certain nombre de mots (pas d'aphasie lorsqu'il chante) ; tous les mots sont revenus le 15 ; quelques-uns sont encore paresseux. Force musculaire un peu amoindrie.

Décembre 1898 : Aucun trouble du mouvement.

Avril 1899 : Excellent état physique.

Janvier 1900 : Crise d'excitation maniaque avec idées de grandeur et confusion profonde, consécutives à une poussée congestive avec obtusion ; parole et mouvements très embarrassés, le tout ayant duré 10 ou 12 jours.

Avril 1900 : Le 18. poussée congestive ; face rouge ; parole et mouvements très gênés ; obtusion intellectuelle complète ; ni perte de connaissance ni convulsions.

Sept. 1900 : Mouvements et marche moins faciles et légèrement embarrassés ; M. B. se penche du côté gauche ; parole très gênée.

Novembre 1900 : Le 15, vertige suivi pendant deux jours d'agitation nocturne et de confusion profonde.

Janvier 1901 : Le 21, crise de violente agitation avec cris et chants pendant la nuit. Faiblesse consécutive.

Août 1901 : Le 5, ictus droit avec perte de connaissance, le lendemain, retour à l'état antérieur.

Septembre 1901 : Affaiblissement physique ; secousses spasmodiques des muscles, mais la marche reste facile.

Novembre 1901 : Le 2, violent ictus épileptiforme droit ; accès subintrants ; coma ; le 4 et le 5, retour de la connaissance et de la parole : mais persistance de petites secousses musculaires, avec pouls fréquent et tirage respiratoire. Le 6, agitation et nouvel ictus avec coma.

Mort *debout* par *ictus* le 8 novembre 1901.

Durée approximative de la maladie : 3 ans 1/2.

OBSERVATION 9 (Arnaud).

M. Camille V..., 38 ans, avocat, entre à la maison de santé le 13 avril 1899.

Diagnostic. — Paralysie générale à double forme.

Antécédents héréditaires. — Frère très nerveux.

Antécédents personnels. — Syphilis certaine.

En octobre et novembre 1897, M. Camille fut traité pour un accès de délire mélancolique avec auto-accusation, crainte d'être arrêté et déshonoré. Idées et tentatives de suicide. Crises d'agitation avec terreurs.

A sa deuxième entrée en 1899 : aliénation mentale ; présente alternativement les caractères d'un état mélancolique et d'un état d'excitation. Actuellement dans la période d'excitation avec optimisme général, disposition à la satisfaction et aux projets chimériques ; sentiment de bien-être physique et moral, et tendance aux actes violents. Idées de grandeur multiples et absurdes.

Inégalité pupillaire ; quelques accrocs dans la parole.

Octobre 1899 : Vers le milieu du mois, amélioration assez marquée ; les crises hallucinatoires sont plus rares, mais des préoccupations hypochondriaques et de vagues idées d'empoisonnement qui se montrent depuis quelque temps, s'accentuent, et l'état mélancolique s'accuse. Idées et tentatives de suicide du 28 octobre au 1er novembre. Idées d'énormité, idées de grandeur, idées de négation.

Février 1900 : Phase d'optimisme avec persistance de l'excitation satisfaite et des idées de grandeur. Agitation musculaire violente.

En juin et septembre 1900 : Phase de dépression, puis l'excitation et la dépression se succèdent à des intervalles irréguliers.

Affaiblissement musculaire brusque, et raideurs musculaires en septembre 1901. Mort à *demi-impotent* par *ictus* le 2 novembre 1901.

Durée de la maladie. — Quatre ans environ.

OBSERVATION 10 (ARNAUD).

M. Pierre V..., 46 ans, magistrat, entré à la maison de santé le 31 juillet 1899.

Diagnostic. — Paralysie générale expansive.

Antécédents héréditaires. — Plusieurs collatéraux aliénés ou névropathes.

Antécédents personnels. — Syphilis certaine ; paralysie oculaire dissociée en 1893 ; accès mélancolique en 1897.

Début. — Rapide : M. Pierre siégeait en effet *huit jours avant son admission.* Ictus ce jour-là, affaiblissement considérable des facultés ; inconscience totale de sa situation ; idées de satisfaction et de grandeur.

Embarras de la parole, inégalité pupillaire ; abolition des réflexes rotuliens.

Janvier 1900 : Excellent état physique ; mouvements et marche très libres.

Raideurs et gêne de la marche *vers la fin de* 1900.

Impotence relative *vers avril* 1901 mais n'a jamais été confiné au lit ou dans un fauteuil.

Avril 1901 : Mouvements et marche très gênés, raideurs plus marquées.

Juin 1901 : Vers la fin du mois, poussée congestive avec demi-coma pendant 2 jours ; rétention d'urine, puis héma-

turie légère pendant 3 jours grande faiblesse, vomisse
ments, dysphagie.

Mort à *demi impotent* par *ictus* le 10 juillet 1901.

Durée de la maladie · huit ans environ.

OBSERVATION 11 (Arnaud).

M. François de S..., 38 ans, capitaine d'infanterie;
entré à la maison de santé le 19 août 1899.

Diagnostic. — Paralysie générale expansive.

Antécédents personnels. —Syphilis certaine.

Début. — Progressif, il y a deux ans environ : achats
inutiles et immodérés.

Optimisme morbide, idées absurdes de grandeur et de
richesse.

Accrocs dans la parole, inégalité pupillaire, exagération des réflexes rotuliens. Faiblesse des jambes.

Décembre 1899 : Excellent état physique ; mouvements
parfaitement libres.

Août 1901: Le 20, ictus épileptiforme droit.

Mort *debout* par *ictus* le 25 août 1901.

Durée de la maladie : quatre ans environ.

OBSERVATION 12 (personnelle).

M. Charles P..., 33 ans, rentier, entré à la maison,
de santé 23 août 1899.

Diagnostic. — Paralysie générale surtout dépressive.

Antécédents personnels.—Syphilis certaine ; plusieurs crises convulsives avant l'entrée.

Idées hypochondriaques et craintes d'empoisonnement. Embarras de la parole, inégalité pupillaire, tremblement de la langue et des membres ; réflexes rotuliens exagérés.

Novembre 1899 : Othématome droit.

Juin 1900 : Mouvements très faciles.

En 1901 : Même état.

Janvier 1902 : Excellent état physique ; mouvements très libres.

Janvier 1903 : Parole inintelligible, mouvements entièrement libres.

Juin 1904 : Mouvements biens conservés. 2 ou 3 crises d'excitation avec phénomènes congestifs.

Août 1904. : Ictus léger sans perte de connaissance ; aphasie pendant quelques heures.

Février 1906 : Parole incompréhensible. Mouvements libres. Faiblesse du côté gauche.

Mai 1906 : Refus des aliments, puis affaiblissement musculaire (avec raideurs) progressif.

Au début de 1907 : Impotence complète. Refus des aliments.

Même état d'impotence avec refus des aliments en 1908.

Mort *impotent et par ictus* le 14 avril 1908.

Durée de la maladie. — 9 ans environ.

OBSERVATION 13 (Arnaud).

M. Paul M... 32 ans, docteur en médecine, entré à la maison de santé le 12 juin 1900.

Diagnostic. — Paralysie générale expansive.

Antécédents héréditaires. — Grand-père mort gâteux, père tabétique, impotent.

Antécédents personnels. — Syphilis certaine à 19 ans ; six mois avant l'entrée, accès subit de violente agitation. Amnésie consécutive.

Agitation maniaque avec idées de grandeur multiples et absurdes, inconscience complète de sa situation.

Hésitation de la parole. Inégalité pupillaire.

Jusqu'en juin 1902, excellent état physique. Mouvements et marche conservés. A cette époque quelques raideurs musculaires, la marche devient difficile.

En novembre 1902 : Raideurs musculaires très accentuées, marche impossible (le malade ne peut même pas se soulever de sur le fauteuil).

Le malade quitte la maison de santé le 16 décembre 1902 et meurt d'*un ictus* et *impotent* le 27 janvier 1903.

Durée de la maladie : Deux ans 1/2 environ.

OBSERVATION 14 (Arnaud).

M. Sylvain H... distillateur, 42 ans, entré à la maison de santé le 5 août 1900.

Diagnostic. — Paralysie générale mixte.

Antécédents personnels. — Syphilis certaine; hémi-
plegie gauche depuis un an.

Affaiblissement considérable des facultés, avec mélange
d'idées de satisfaction, de jalousie et d'hypochondrie.

Embarras de la parole. Inégalité pupillaire. Hémiplégie gauche.

Mars 1901 : Affaiblissement physique.

Juin 1901 : Othématome gauche. La faiblesse physique
augmente. Impossible de marcher.

Mort *impotent* par *ictus* le 26 septembre 1901.

Durée de la maladie : Deux ans environ.

OBSERVATION 15 (Arnaud).

M. Jules G... 51 ans, fonctionnaire, entre à la maison
de santé le 5 avril 1900.

Diagnostic. — Paralysie générale expansive.

Antécédents personnels. — Malade depuis deux ans.

Affaiblissement considérable des facultés avec mélange
absurde d'idées de satisfaction et de négation.

Embarras de la parole. Inégalité pupillaire.

Novembre 1901 : Othématome gauche ; affaiblissement
musculaire, mais pas d'impotence.

Décembre 1901 : Brûlures étendues aux deux jambes
le 25.

Le malade quitte la maison de santé le 15 février 1902 et meurt le jour même en route, des suites de ses brûlures.

Mort *impotent*, emporté par une affection intercurrente.

Durée de la maladie : quatre ans environ.

OBSERVATION 16 (ARNAUD).

M. Casimir B... 39 ans, industriel, entre à la maison de santé le 19 novembre 1900.

Diagnostic. — Paralysie générale expansive.

Antécédents personnels. — Syphilis très probable ; crises convulsives il y a deux ans ; excitation depuis un an.

Affaiblissement intellectuel très marqué ; excitation cérébrale vive, optimisme morbide.

Embarras de la parole, inégalité pupillaire, tremblement fibrillaire de la langue.

Février 1901 : bon état physique ; mouvements et marche conservés ; violente agitation.

Mort *debout* par *ictus* le 14 novembre 1901.

Durée de la maladie : trois ans environ.

OBSERVATION 17 (ARNAUD).

M. Marcel G... 49 ans, représentant de commerce, entré à la maison de santé le 5 avril 1901.

Diagnostic. — Paralysie générale à double forme.

Antécédents personnels. — Syphilis certaine.

Début. — Brusque en plein voyage d'affaires.

Affaiblissement des facultés avec dépression physique et morale, inertie ; préoccupations hypochondriaques.

Accrocs dans la parole, tremblement de la langue : inégalité pupillaire.

Légèrement et rapidement amélioré, le malade quitte la maison de santé le 4 juin 1901.

Il y est replacé d'office le 8 mars 1902.

Excitation cérébrale vive ; optimisme morbide ; idées de fortune et de force.

Signes physiques très nets.

En 1902 : Excellent état physique, expansif, agité.

En 1903 : le 16, ictus droit avec hémiplégie légère et aphasie pendant deux ou trois jours.

Janvier 1904 : Excellent état physique ; marche et mouvements intacts.

Mort *debout* par *ictus* le 11 mars 1904.

Durée de la maladie : trois ans environ.

OBSERVATION 18 (Arnaud).

M. Guillaume de V... 49 ans, rentier, entré à la maison de santé le 17 avril 1901.

Diagnostic. — Paralysie générale expansive.

Antécédents personnels. — Syphilis certaine. Plusieurs ictus depuis deux ans. Hémiplégie gauche, incomplète.

Affaiblissement considérable des facultés avec inconscience de sa situation et optimisme morbide.

Embarras de la parole. Hémiplégie gauche incomplète.

Mai 1901 : le 19, ictus sans perte de connaissance et sans trouble moteur appréciable ; parole supprimée pendant 24 heures ; rougeur et chaleur à la tête, puis retour à l'état habituel.

Octobre 1901. Excellent état physique.

Mort *debout* (ce malade marchait en effet comme tous les hémiplégiques que l'on rencontre et n'était nullement impotent, par *congestion pulmonaire* le 27 janvier 1902.

Durée de la maladie. — Trois ans environ.

OBSERVATION 19 (Arnaud)

M. Eugène H... 30 ans, commerçant, entré à la maison de santé le 28 juin 1901.

Diagnostic. — Paralysie générale expansive.

Antécédents héréditaires. — Frère très bizarre.

Antécédents personnels. — Syphilis certaine ; accès de dépression en décembre 1900 et janvier 1901.

Excitation cérébrale vive avec idées de fortune et de grandeur ; projets multiples et absurdes; loquacité incohérente.

Parole embarrassée, myosis, réflexes rotuliens très faibles, surtout à gauche.

Jusqu'en février 1902, vive excitation.

En juin 1902, plusieurs vertiges.

Le malade quitte la maison de santé le 24 juillet 1902, pour être transféré à l'asile de Ville-Evrard, où il meurt *debout* par *ictus* le 8 novembre 1902.

Durée de la maladie : Deux ans et demi environ.

OBSERVATION 20 (Arnaud).

M. Hippolyte P... 42 ans, capitaine d'artillerie, entré à la maison de santé, le 11 sept. 1901.

Diagnostic. — Paralysie générale expansive.

Antécédents personnels. — Excès alcooliques et excès de travail.

Début. — Progressif : malade depuis deux ans environ, mélange d'idées de grandeur et d'idées hypochondriaques, tendance au refus des aliments.

Inégalité pupillaire, embarras de la parole.

Avril 1902 : Aucun trouble moteur.

Août 1902 : Refus presque complet des aliments ; opposition très marquée , gâtisme ; polyurie ; amaigrissement extrême : agitation : escharres ; très mauvais état physique : mais intégrité des mouvements.

Mort *debout* de *septicémie aiguë* le 1er septembre 1902.

Durée de la maladie : trois ans environ.

OBSERVATION 21 (Arnaud)

M. Raoul C... 60 ans, magistrat, entré à la maison de santé le 26 novembre 1901.

Diagnostic. — Paralysie générale expansive.

Antécédents personnels. — Syphilis certaine et plusieurs ictus antérieurs.

Etat démentiel avec idées vagues de persécution et de grandeur ; crises de violente agitation automatique, Embarras de la parole.

Mort *debout* par *ictus* le 1er décembre 1901.

OBSERVATION 22 (Arnaud)

M. Léon S... 33 ans, industriel, entre à la maison de santé le 2 septembre 1902.

Diagnostic. — Paralysie générale dépressive,

Antécédents personnels. Coxalgie ancienne ; syphilis ancienne ; deux ictus récents.

Début : progressif ; malade depuis un an environ ; affaiblissement intellectuel considérable avec de vagues idées mélancoliques et de persécution.

Faucher   5

Parole hésitante, pupilles inégales, tremblement des muscles de la langue et de la face.

Mort *debout* par *ictus* le 16 octobre 1902.

Durée de la maladie: près de deux ans.

OBSERVATION 23 (Arnaud).

M. Etienne R... 47 ans, docteur en médecine, entré à la maison de santé le 2 octobre 1902.

Diagnostic. Paralysie générale expansive.

Antécédents héréditaires. — Père violent.

Antécédents personnels. — A toujours été bizarre : à 33 ans a épousé une femme de 70 ans. Embarras de la parole et troubles de la ¦mémoire depuis deux ans au moins,

Idées de grandeur absurdes. Erotisme très accentué ; embarras de la parole, inégalité pupillaire.

' Décembre 1903 : Léger affaiblissement ; gêne des mouvements, démarche difficile, raideurs musculaires. Mort à *demi-impotent* par *congestion pulmonaire*, le 20 janvier 1904.

Durée de la maladie. — Quatre ans environ.

OBSERVATION 24 (Arnaud)

M. Jean de T..., 52 ans, docteur en médecine, entre à la maison de santé le 8 octobre 1902.

Diagnostic. Paralysie générale expansive.

Antécédents personnels. — Syphilis certaine.

Début rapide. — M. Jean exerçait encore trois semaines avant son entrée.

Agitation maniaque, violente, avec loquacité incessante, idées délirantes de grandeur et de négation, refus partiel des aliments.

Octobre et novembre 1902. — Deux ponctions lombaires (dans la dernière le liquide sort en jet) sans effet appréciable sur l'agitation violente et continue. Mort *subitement debout* le 7 décembre 1902. (L'autopsie n'ayant pu être faite, nous ne pouvons indiquer quelle fut la cause exacte de la mort).

Durée de la maladie : quelques mois.

OBSERVATION 25 (Arnaud)

M. Louis X..., officier, 45 ans.

Diagnostic. — Paralysie générale expansive.

Antécédents personnels. — Syphilis très probable.

Ataxique depuis 1889.

Mental depuis 1894.

Notable amélioration des symptômes médullaires dès l'apparition des troubles cérébraux. Démence puérile et rapide ; idées hypochondriaques ; nombreux ictus.

Mort *debout*, par *ictus*, le 28 juillet 1902.

Durée de la maladie. — Treize ans environ.

OBSERVATION 26 (Arnaud)

Monsieur Jacques X..... 48 ans, officier.

Diagnostic. — Paralysie générale mixte surtout dépressive.

Antécédents personnels. — Syphilis certaine.

En 1898 : dépression psychique progressive ; puis 6 mois plus tard phases d'excitation. Idées de persécution, de négation et de grandeur.

Interné et mort à Charenton.

Mort *sans impotence* (mais très affaibli), par congestion pulmonaire le 29 mars 1902.

Durée de la maladie : Quatre ans environ.

OBSERVATION 27 (Arnaud).

M. Jean-Baptiste X... 32 ans, employé.

Diagnostic. — Paralysie générale expansive.

Interné au pensionnat de Ville-Erard, il y *meurt debout* par asphyxie le 4 novembre 1900.

OBSERVATION 28 (Arnaud).

M. Jules B.... 41 ans, entrepreneur de travaux publics, entre à la maison de santé le 15 mars 1903.

Diagnostic. — Paralysie générale mixte. Affaiblissement des facultés. Optimisme morbide très marqué, aucune conscience de sa situation.

Embarras de la parole, inégalité pupillaire.

De mars à août 1903 : Optimisme et satisfaction, puis dépression et hypocondrie.

En août 1903 : Excitation violente, difficulté pour l'alimentation, othématome droit.

Mort *debout* par *ictus*, le 28 septembre 1903.

Duree de la maladie : Quelques mois.

OBSERVATION 29 (Arnaud).

M. Adrien D..., 36 ans, jurisconsulte, entré à la maison de santé le 7 avril 1903.

Diagnostic. — Paralysie générale expansive.

Début. — Progressif. Modification du caractère depuis deux ans environ. Idées de grandeur depuis quelques semaines. Travaillait au Dalloz la veille même de son entrée.

Agitation maniaque violente, avec idées de grandeur absurdes.

Quelques accrocs dans la parole, inégalité pupillaire.

Jusqu'en août 1903 : agitation violente et continue, puis le malade est plus calme avec idées de grandeur.

Août 1904 : Embarras de la parole toujours très marqué, les mouvements sont bien conservés. M. D... sort tous les jours se promener au parc.

Octobre 1904 : Bon état physique.

Mort *debout* par *ictus*, le 6 novembre 1904.

Durée de la maladie : Trois ans environ.

OBSERVATION 30 (Arnaud).

M. Raymond G... 53 ans, docteur en médecine, entré à la maison de santé le 11 octobre 1903.

Diagnostic. — Paralysie générale expansive.

Antécédents personnels. — Agitation et ictus avant l'entrée, ce dernier quelques jours auparavant, affaiblissement démentiel des facultés mentales, avec idées de satisfaction.

Embarras considérable de la parole : inégalité pupillaire, faiblesse musculaire généralisée ; insomnie ; phases d'agitation.

Novembre 1903 : le 1er, congestion cérébrale avec aphasie et convulsions ; rétention d'urine jusqu'au 6 novembre.

Décembre 1903 : Le 30, ictus avec aphasie, pas de convulsions, mais crise d'agitation violente pendant trois ou quatre jours.

Février 1904 : Le 16, ictus avec perte de connaissance, convulsions, aphasie.

Mars 1904 : Le 4, nouvel ictus qui emporte le malade.

Mort debout par *ictus* le 4 mars 1904.

Durée de la maldaie : 6 mois environ.

OBSERVATION 31 (Arnaud).

M. Paul D..., 37 ans, docteur en médecine, entré à la maison de santé le 1er janvier 1904.

Diagnostic. — Paralysie générale expansive.

Antécédents personnels. — Syphilis certaine, agitation maniaque avec loquacité incessante, désordre des sentiments et des actes ; idées de grandeur absurdes, idées de de satifaction. Insomnie et agitation motrice.
Quelques accrocs dans la parole.

Jusqu'en juin 1904, violente excitation maniaque avec idées de grandeur très développées.

Est transféré en juin 1904 à l'asile d'Armentières dans un excellent état physique et y meurt en septembre 1905.

Durée de la maladie : Un an 1/2 environ.

OBSERVATION 32 (personnelle).

M. Salomon F..., 36 ans, industriel, entré à la maison de santé le 23 mars 1904.

Diagnostic. — Paralysie générale dépressive avec idées de grandeur.

Antécédents personnels. — Syphilis probable. Affaiblissement des facultés avec dépression physique et morale ; idées hypochondriaques et de persécution. M.Salomon a aussi des lacunes de la mémoire et exprime des idées de grandeur et de richesse.

Embarras de la parole. Exagération des réflexes rotutuliens : inégalité pupillaire ; tremblement de la langue. Phases d'excitation très violente ; refus intermittent des aliments.

Mai 1905 : Etat de grande agitation qui dure depuis deux mois, refus intermittent des aliments ; amaigrissement. Les mouvements et la marche sont bien conservés.

Mort *debout* par *ictus* le 25 octobre 1905.

Durée de la maladie. — Un an 1/2 environ.

OBSERVATION 33 (Arnaud).

M. Ferdinand P..., 44 ans, entré à la maison de santé le 8 avril 1904.

Diagnostic. — Paralysie générale expansive.

Antécédents personnels. — Syphilis certaine. Excitation maniaque avec incohérence des idées et des actes, optimisme morbide ; idées de richesse, moments de vio_lence. Insomnie et refus des aliments.

Inégalité pupillaire, abolition des réflexes rotuliens, quelques accrocs dans la parole.

Jusqu'en juillet 1904. Grande malveillance, agitation très violente, instincts destructeurs très marqués. Idées de grandeur absurdes et projets extravagants.

Le malade est transféré à l'asile de Clermont, en juillet 1904 et meurt en juin 1906.

Durée de la maladie. — Deux ans environ.

OBSERVATION 34 (ARNAUD).

M. Alfred L..., 47 ans, commerçant, entré à la maison de santé le 8 juin 1904.

Diagnostic. — Paralysie générale expansive.

Antécédents personnels. — Syphilis probable, excitation cérébrale avec loquacité et propos incohérents, optimisme morbide. Exprime quelques idées de grandeur et de satisfaction, émotivité.

Embarras de la parole, tremblement fibrillaire de la langue et des muscles de la face.

Inconscience de son état et moment d'agitation violente.

Mort *debout* par *ictus* le 17 août 1904.

Durée de la maladie. — Quelques mois environ.

OBSERVATION 35 (ARNAUD)

M. François R..., 47 ans, régisseur, entré à la maison de santé le 16 juillet 1904.

Diagnostic. — Paralysie générale expansive avec idées de grandeur modérées.

Affaiblissement des facultés mentales, avec optimisme morbide, et idées puériles de satisfaction, moments d'irritabilité et conscience très amoindrie de sa situation.

Tremblement de la langue, embarras assez marqué de la parole, abolition des réflexes rotuliens.

Pendant son séjour, même état démentiel avec optimisme morbide et moments d'irritabilité.

Transféré à l'asile de Ville Evrard en novembre 1904, il meurt le 15 octobre 1905.

Durée de la maladie. — Un an et demi environ.

OBSERVATION 36 (PERSONNELLE).

M. Edmond F..., 35 ans, négociant, entre à la maison de santé le 3 avril 1905.

Diagnostic. — Paralysie générale dépressive très marquée.

Antécédents personnels. — Syphilis certaine. Hémiplégie droite.

Etat mélancolique, demi-stupeur, refus des aliments, tendances au suicide. Quelques idées de persécution.

Grandement et rapidement amélioré, il sort en mai 1905.

En août 1905 : Crise d'excitation progressive avec idées de grandeur très développées. Interné de nouveau, il meurt le 11 janvier 1908.

Durée de la maladie. — Trois ans et demi environ.

OBSERVATION 37 (PERSONNELLE)

M. Louis C..., 50 ans, marchand de vins, entré à la maison de santé, le 19 avril 1905.

Diagnostic. — Paralysie générale démentielle. Affaiblissement intellectuel.

Tremblement, embarras de la parole, inégalité pupillaire.

Septembre 1905 : crise d'agitation, parole inintelligibles. Actes automatiques.

Novembre 1906 : Le 25, léger ictus pendant la nuit. Phénomènes congestifs pendant quelques jours.

Novembre 1907 : Le 10, ictus droit avec aphasie, paralysie du pharyux, phénomènes congestifs, puis vers le 15 amélioration rapide.

Janvier 1908 : le 24, ictus droit avec phénomènes congestifs.

Février 1908 : le 14, ictus ; le 29 et le 28 crises épileptiformes subintrantes.

Mars : plusieurs crises épileptiformes avec mouvements couvulsifs et paralysie du pharynx (le 5, le 8, le 17, le 23, le 31).

Avril : ictus épileptiforme le 12.

Mai : Affaiblissement progressif, impotence avec accidents de décubitus. Alimentation plus difficile nécessitant l'usage de la sonde œsophagienne. Le 15 et le 31 ictus.

Mort *impotent* par *ictus* le 1er juin 1908.

Durée de la maladie. — Trois ans environ.

OBSERVATION 38 (PERSONNELLE).

M. Edouard de X..., 50 ans, docteur en médecine, entré à la maison de santé le 9 juillet 1905.

Diagnostic. — Paralysie générale expansive.

Antécédents personnels. — Syphilis certaine.

Début. — Saractivité professionnelle, modification du caractère, irritabilité depuis deux ans environ. Faisait encore sa consultation à X..., deux jours avant son entrée.

Excitation cérébrale vive avec affaiblissement des facultés, idées de grandeur très développées et embarras de la parole.

Août 1905 : moments de grande agitation.

Novembre 1905 : Le 25, syncope en prenant un bain.

Décembre 1905: amaigrissement rapide malgré alimentation régulière et bon état physique apparent.

Mars 1906 : légère amélioration ou mieux arrêt de l'état de déchéance organique, moments d'agitation.

Mai 1906 ; amélioration physique assez sensible. Les escharres consécutives aux *écorchures* et *au frottement continuel et volontaire* sont en bonne voie de guérison.

Août 1906 : amélioration physique : le malade se lève et peut marcher.

Juin 1907 : Etat physique moins bien depuis quelque temps. le poids et les forces diminuent, mais la marche est toujours possible.

Juillet 1907 : affaiblissement physique plus marqué, amaigrissement lent mais progressif, quelques plaies, marche difficile mais encore possible. Les facultés mentales sont extrêmement amoindries, la parole est presque entièrement supprimée.

Mort à demi impotent par ictus *épileptiforme droit* le 20 août 1907.

Durée de la maladie : quatre ans environ.

OBSERVATION 39 (Arnaud).

M. Félix D... 34 ans, entré à la maison de santé le 16 avril 1906.

Diagnostic. — Paralysie générale expansive.

Antécédents personnels. — Syphilis, affaiblissement intellectuel, avec idées de satisfaction puériles, projets ambitieux.

Embarras de la parole, tremblement des mains et de la langue. Inégalité pupillaire.

Fin avril 1906 : Agitation habituelle avec impulsions violentes. Idées de grandeur absurdes, crises de terreur hallucinatoires. Accrocs dans la parole, refus des aliments.

Mort *debout* par *ictus* le 2 mai 1906.

Durée de la maladie. — Quelques mois.

OBSERVATION 40 (personnelle)

Monsieur Raymond A... 37 ans, officier entré à la maison de santé le 4 juillet 1906.

Diagnostic. — Paralysie générale démentielle avec idées de satisfaction.

Antécédents personnels. — Syphilis certaine. Affaiblissement intellectuel avec lacunes de la mémoire ; alternatives de dépression et d'excitation ; conscience très amoindrie de sa situation.

Présente en outre de l'embarras de la parole ; du tremblement fibrillaire des muscles de la langue et des lèvres, de l'inégalité pupillaire.

Août 1906 : Ictus léger ne laissant pas de traces, se manifestant par des mouvements convulsifs dans le bras gauche, pas de perte de connaissance. Moments d'excitation avec délire hallucinatoire.

Décembre 1906 : Le 8, ictus congestif, sans perte de connaissance, quelques convulsions à gauche, puis retour à l'état habituel.

Janvier 1907 : Le 17, ictus congestif, avec perte de connaissance, convulsions à gauche ; puis paralysie de tout le côté gauche.

Février 1907 : Retour à l'état antérieur ; mais impotent et alité, sans escharres.

Juin : Le 4, ictus, avec phénomènes convulsifs prédominant surtout à droite ; le 12 nouvel ictus épileptiforme droit.

Mort *impotent* par *ictus* le 12 juin 1907.

Durée de la maladie. — Un an environ.

CONCLUSIONS

La série de nos observations et nos statistiques nous
permettent donc de conclure :

1. Que contrairement à l'opinion classique, la moitié des paralytiques généraux, arrivés à ce que l'on
est convenu d'appeler la troisième période de la
maladie, conservent jusqu'à la fin l'intégrité à peu
près complète, de tous les mouvements, de la marche
en particulier ; d'autres, quoique affaiblis, peuvent
aller et venir sans appui, les derniers, et ce sont les
moins nombreux, sont conformes à la description classique et meurent impotents ayant présenté des raideurs et des contractures musculaires ;

2. Que, contrairement à l'opinion classique, la mort
par ictus est le mode de terminaison le plus habituel
et le plus fréquent dans la paralysie générale ;

3. Que les troubles trophiques, et en particulier,
les escharres, doivent être considérés, comme des
complications et non comme l'aboutissant naturel

de la maladie ; que ces complications, dans bien des cas, peuvent être rendues exceptionnelles, par une hygiène attentive et des soins appropriés.

INDEX BIBLIOGRAPHIQUE

Arnaud. — RAPPORTS DES INFECTIONS et DE LA PARALYSIE GÉNÉRALE. Congrès de Toulouse, 1897. La mort des paralytiques généraux , ARCHIVES DE NEUROLOGIE n° 18, 1897 et SOCIÉTÉ MEDICO-PSYCHOLOGIQUE 30 novembre 1896. Congrès de Bruxelles 1903.

Austin. — A PRATICAL ACCOUNT OF GENERAL PARALYSIES. London, Churchill, 1859.

Baillarger. — Leçons in GAZETTE DES HOPITAUX, n°ˢ des 9 et 16 juillet 1846.

Ball. — LEÇONS SUR LES MALADIES MENTALES, 2ᵉ édit. Paris, Asselin et Houzeau, 1890.

Ballet (G.) et **Blocq**. — TRAITÉ DE MÉDECINE DE CHARCOT ET BOUCHARD, article Paralysie générale.

Bayle. — TRAITÉ DES MALADIES DU CERVEAU ET DE SES MEMBRANES.- Paris, Gabon et Cie, 1826.
De la cause organique de l'aliénation mentale accompagnée de paralysie générale. Ann. medico-psychologiques, juillet 1855.

Bonnat. — LA MORT DES PARALYTIQUES GÉNÉRAUX. Thèse, Paris, 1900.

Bouteville (de) et **Parchappe**. — Statistique sur les causes de la mort dans la paralysie générale. ANN. MED. PSYCH., 1847, t. VII.

Bra. MANUEL DES MALADIES MENTALES. Paris, Delahaye, 1883.

Bucknill (C.) and **Tuke** (H.). — A MANUAL OF PSYCHOLOGICA MEDECINE. London, Churchill, 1879.

Calmeil. — DE LA PARALYSIE GÉNÉRALE CONSIDÉRÉE CHEZ LES ALIÉNÉS. Paris, J. B. Baillière, 1826.
— MALADIES INFLAMMATOIRES DU CERVEAU. Paris, J. B. Baillière et fils, 1859.

Christian et **Ritti**. — Article sur la Paralysie générale. (DICTIONNAIRE ENCYCLOPÉDIQUE DES SCIENCES MÉDICALES, 1884.

Faucher.

Clouston. — COMPLICATIONS DE LA PARALYSIE GÉNÉRALE. In mental science, 4° trimestre, 1875.

Cullerre. — TRAITÉ PRATIQUE DES MALADIES MENTALES. Baillière, 1890.

Dagonet. — TRAITÉ DES MALADIES MENTALES, Paris, Baillière, 1894.

Delmas. — LA MORT AVEC ICTUS DANS LA PARALYSIE GÉNÉRALE, thèse. Paris, 1907.

Doré. — LA MORT DES PARALYTIQUES GÉNÉRAUX, thèse, Paris, 1898.

Dupré. — Article paralysie générale, TRAITÉ DE PATHOLOGIE MENTALE de G. Ballet.

Enriquez, Bergé, Laffitte,, Lamy. TRAITÉ DE MÉDECINE. Paris, in article « Paralysie générale ».

F alret. — ETUDES CLINIQUES SUR LES MALADIES MENTALES ET NERVEUSES, 1890.

Falret. — Vallon, Dupain, ANNALES MÉDICO-PSYCHOLOGIQUES, 1897, T. V. p 94 et suivantes.

Foville. — DICTIONNAIRE DE JACCOUD, art. Paralysie générale, 1878.

Hammond. — TRAITÉ DES MALADIES DU SYSTEME NERVEUX, traduction. Labadie-Lagrave. Paris, Baillière, 1879.

Huet. — MANUEL DE MÉDECINE de Debove et Achard, art. Paralysie générale.

Janin. — LA MORT DANS LA PARALYSIE GÉNÉRALE. Thèse de Paris, 1887.

Krœpelin. — Psychiatrie. Leipsig, 1889.

Kraft-Ebing. — TRAITÉ CLINIQUE DE PSYCHIATRIE, 5° édit. trad. E. Laurent. Paris, Maloine, 1896.

Lasègue. — Leçons sur la paralysie générale, rédigées par le D' Motet, in Etudes médicales.

Legrain. — Société médico-psychologique, 26 nov. 1894.

Lunier. — Recherches sur la paralysie générale, ANNALES MÉDICO-PSYCHOLOGIQUES, année 1849.

Marandon de Monthyel. — La mort des paralytiques généraux. REVUE DE MEDECINE, août 1898.

Parchappe. — Discussion sur la paralysie générale, ANNALES MÉDICO-PSYCHOLOGIQUES, III, p. 473, 1858.

Pierret. — Congrès de Bruxelles, 1903.

Mickle. ON GENERAL PARALYSIE OF THE INSANE. — London, 1886.

Pinel. — PATHOLOGIE CÉRÉBRALE. Paris, 1844.

Quatrefages. — DE LA PARALYSIE GÉNÉRALE DES ALIÉNÉS. Montpellier, 1861.

Regis. — MANUEL PRATIQUE DES MALADIES MENTALES. — Paris.

Hubert Rodrigues. — TRAITÉ DE LA PARALYSIE GÉNÉRALE, chronique 1847. Anvers, Buschmann.

Sautrey. LECTURES OF MENTAL DISEASES. London, Churchill and Sons, 1866.

Schule. — TRAITÉ CLINIQUE DES MALADIES MENTALES. Traduction Dugonet et Duhamel. Paris, 1888.

Trelat. — DE LA PARALYSIE GÉNÉRALE. ANNALES MEDICO-PSYCHOLOGIQUES 1855.

Vignaud. — HISTORIQUE DE LA PARALYSIE GÉNÉRALE. Thèse. Paris, 1902.

Voisin (Aug.). — TRAITÉ DE LA PARALYSIE GÉNÉRALE DES ALIÉNÉS. Paris Baillière, 1879.

ANGOULÊME

IMPRIMERIE L. COQUEMARD et Cie

ERRATUM

___

Page 28, ligne 16, au lieu de *Neuilly* lire *Suresnes*.

___

9 782019 254698